Dr. Ingo Rudolf

DEIN BEWUSSTSEIN HEILT *fast* ALLES

Ich widme dieses Buch
den größten Wundern in meinem Leben,
Marie und Sebastian

Dr. Ingo Rudolf

DEIN BEWUSSTSEIN HEILT *fast* ALLES

Entdecke die Heilkraft des Herzens
mit der 4-in-1-Meditation

nymphenburger

INHALT

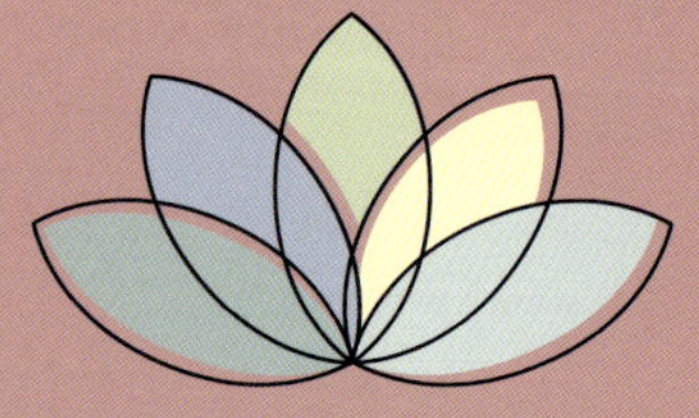

WEGWEISER IN DIE GELEBTE EIGEN-VERANTWORTUNG

Jeder möchte gesund sein. Doch wie leben wir tatsächlich? Wir arbeiten in einem Job, der uns nicht befriedigt, treffen Menschen, die uns nicht inspirieren, versorgen unseren Körper mit minderwertigem Essen und achten uns nicht.

Wir leben ein Leben in Gewohnheiten. Wir tun das Gleiche zur gleichen Zeit. Treffen die gleichen Menschen an den bekannten Orten – und hoffen doch, dass morgen unser Leben erfüllend und aufregend wird. Wir klagen an und wollen doch, dass man uns liebt. Wir essen Zucker, trinken Alkohol, lassen uns stressen und möchten trotzdem einen wunderbaren Körper haben. So leben wir Tag für Tag, Woche für Woche, Monat für Monat – bis die Jahre dahingehen und unsere Vergangenheit unsere Gegenwart bestimmt.

Wir sitzen in der Froschfalle! Nehme ich einen Frosch und setze ihn in einen Topf mit lauwarmem Wasser und erhöhe langsam die Temperatur im Topf, so bekommt der Frosch es noch nicht einmal mit, dass er gekocht wird. Würde ich ihn direkt in kochendes Wasser geben, würde er sofort aus dem Topf springen.

Unser Leben läuft so in Gewohnheiten, dass wir überhaupt nicht bemerken, dass die Temperatur in unserem »Lebenstopf« steigt. Ein Stückchen Schokolade mehr, heute gehe ich nicht ins Fitnessstudio, was soll an einem zweiten Stück Fleisch verkehrt sein etc. Die Temperatur steigt und wir werden langsam »gekocht«. Irgendwann ist die Temperatur so weit angestiegen, dass der Körper es nicht mehr kompensieren kann. Wir bekommen Symptome, werden krank. Entweder physisch oder psychisch. Burn-out und Allergien nehmen zu. Hektik und Stress bestimmen den Alltag vieler Menschen. Man ist ständig erreichbar: Whatsapp, Facebook, E-Mails. Man will verbunden bleiben und bekommt gar nicht mit, dass man die Verbindung zu sich selbst verloren hat. Kein Anschluss unter dieser Nummer!

In meiner neurologischen, homöopathischen Praxis habe ich jeden Tag mit solchen Menschen zu tun. Viele wollen etwas verändern, wissen aber nicht wie. So entstand der Wunsch in mir, eine mögliche Anleitung zu erarbeiten, wie man krankmachende Gewohnheiten durchbrechen kann. Wie bereits in meinem Buch *Heilen mit der Kraft des Geistes* gehe ich hier von einem anderen Krankheitsverständnis aus als die Schulmedizin: Symptome sehe ich als Ausdruck einer Information – Form und Inhalt. Das Symptom, die Krankheit, möchte nur darauf hinweisen, dass das Wasser im Topf anfängt zu kochen und wir eine Gedanken- und Verhaltensänderung einleiten müssen. Habe ich beispielsweise immer wiederkehrende Infektionen, so sind diese, aus meinem Verständnis, als Ausdruck eines Kampfes gegen mich selbst zu werten. Habe ich Husten, so wäre der erste Schritt, mich zu fragen, wem ich »etwas husten möchte«.

Dieses Buch ist aber auch für Gesunde gedacht. Sie erhalten Impulse für eine gesunde Lebensführung. Es ist nicht für Wissenschaftler geschrieben, sondern für Menschen, die praktisch an sich arbeiten wollen, mit dem Ziel, gesünder zu sein und sich wohler zu fühlen. Ich verstehe es als ein »Inspirations- und Anleitungsbuch«. Ein möglicher Wegweiser.

Man könnte die Zielvorgabe wie folgt definieren: Was kann ich als Einzelner jetzt konkret verändern? Hierbei spanne ich einen weiten Bogen von Bewusstseinsarbeit, Eigenliebe, Atmung, Ernährung, Fasten, Schlaf, Bewegung und Sport bis zum Waldbaden und sozialer Interaktion. Immer das Ziel im Visier, das eigene Leben so zu verändern, wie man es selbst möchte. Schritt für Schritt.

Jeden Einzelnen ermutige ich dabei, die Verantwortung für sich zu übernehmen. Im Begriff Verantwortung steckt das Wort »Antwort«. Die Antwort auf Deine Fragen ist immer schon vorhanden – in Dir. Du musst nur hinschauen und ins Handeln kommen.

Ich lade Dich ein, weiter zu gehen als gewöhnlich. Ermächtige Dich und werde leidenschaftlich. Wer möchtest Du sein? Wie willst Du leben? Dein Körper wurde nur auf die Süchte nach Schmerz, Minderwert oder Leid programmiert. Dein Körper ist aber nicht der Geist! Nimm Deinen Körper aus dem Programm und überwinde Dein Zweifel und Ängste.

Es wird zunächst Chaos entstehen, wenn Du Dich von der Vergangenheit befreien willst. Aber nur damit veränderst Du die Zukunft! Fang an, Dich und Dein Leben zu lieben. Nutze dabei die Heilkraft der Liebe. Wenn Du Dein Leben meistern willst, kannst Du kein Opfer sein! Lass diesen Anteil von Dir zurück. Ich werde Dir dafür viele konkrete Handlungsimpulse an die Hand geben, die Anteile von Dir zurückzulassen, die Dir nicht mehr dienlich sind.

Öffne Dein Bewusstsein und Dein Herz für neue Möglichkeiten. Gehe ins Unbekannte. Tritt mit Deinem alten Ich zur Seite und lasse Dein neues Ich Dein Leben bestimmen.

Ich hoffe, Du genießt es.
Dein Ingo

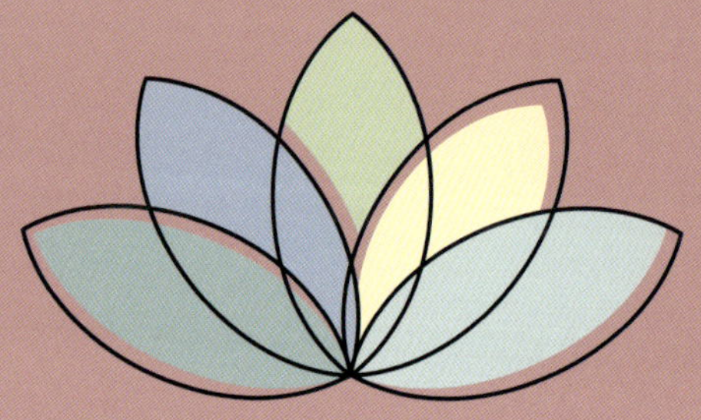

REISE
ZU DIR SELBST

Deine einzige Aufgabe ist es,
tätige Liebe zu sein.
Damit dienst Du Dir und den Menschen
in Deiner Umgebung.

Schön, dass Du da bist. Auch wenn wir uns nicht kennen, so gestatte mir, Dir eine Frage zu stellen. Eigentlich sind es mehrere Fragen. Aber nur eine wird wichtig sein. Wie viele Selbsthilfebücher hast Du schon gelesen? An wie vielen Seminaren hast Du teilgenommen? Hattest Du schon eine schamanische Traumreise, Familienaufstellung oder unzählige Therapiesitzungen bei Deinem Psychotherapeuten? Was sagt der Astrologe?

Es liegt mir fern, diese Sachen schlecht zu machen. Die Frage ist nur: Hat es Dich weitergebracht? Geht es Dir dadurch besser?

Ich stelle Dir nun diese einzige alles entscheidende Frage:

Liebst Du dich? So wie Du bist? Bedingungslos?

Gib der Frage noch mehr Raum und lasse sie tief in Dich hineinfallen:

Liebst Du Dich?

Wenn Du magst, legst Du das Buch zur Seite und denkst darüber nach.

Wunderbar. Du bist noch bei mir. Natürlich kenne ich Deine Antwort nicht. Aber Du hast Dir darüber Gedanken gemacht. Ich werde Dir keine Wunder versprechen. Aber ich kann Dir helfen, dass Du im Laufe der Zeit die Frage hoffentlich mit Ja beantworten wirst. Wenn Du magst, dann starten wir eine Reise zu Dir. In Dein Herz. Zur kompromisslosen Eigenliebe. Ich lade Dich herzlich ein, mit mir zusammen diesen neuen Weg zu gehen.

Was ist Deine Aufgabe?

Hier fängt nun Deine Geschichte an. Nachdem Du Dich neun Monate im Dunkeln entwickelt hast, empfängt Dich die Welt mit grellem Licht, Kälte und schrillen Tönen. Herzlich willkommen! Deine ersten Emotionen auf dieser Welt sind Unsicherheit, Angst und Verlustgefühle. Dir wird schnell klar: Du bist jetzt auf Dich angewiesen. Somit lauten Deine ersten Glaubenssätze: »Ich bin allein.« »Ich bin schwach.« »Ich kann mich nicht allein versorgen.« Diese Programme bestimmen am Anfang Dein Leben. Im Laufe der Zeit erkennst Du und verstehst, was »das Außen« von Dir möchte, damit Du geliebt und umsorgt wirst. Diese Urangst, verlassen zu werden, begleitet Dich nun.

Dein Gewahrsein lag somit eher auf Deiner Umwelt, den Personen in Deinem Umfeld und Deinen Versorgern. Daraus bildete sich Deine grundlegende Persönlichkeitsstruktur. Dein Selbst. Im Laufe der Entwicklung entstanden zusätzliche unterschiedliche Programme, woraus sich die Persönlichkeit weiter herauskristallisierte. Der Fokus lag aber weiter im Außen. Die Erinnerungen aus der Vergangenheit bestimmten Dein Handeln. Damit wurde es wichtig, die Umwelt zu kontrollieren, Deinen Körper zu überwachen und die Zeit nicht aus den Augen zu verlieren. Hast Du aber während dieser Zeit Kontakt mit Deiner göttlichen Essenz bekommen? Bist Du mit Deinem Herzen verbunden gewesen? Liebtest Du Dich bedingungslos?

Ich persönlich glaube, dass Deine einzige Aufgabe darin besteht, Dich selbst zu lieben, zu achten und diese Selbstliebe und Wertschätzung zu leben. Deine einzige Aufgabe ist es, tätige Liebe zu sein. Damit dienst Du Dir und den Menschen in Deiner Umgebung.

Finde die Wahrheit im Herzen

Wenn Du an einem Punkt in Deinem Leben bist und nicht mehr weiterweißt, dann stelle Dir die Fragen: »Wo liebe ich mich nicht? Wie kann ich mich selbst noch mehr schätzen und achten?« Das ist der Schlüssel. Hiermit öffnest Du Dein Herz. In Deinem wunderschönen Herzen befindet sich jegliche Antwort. Dort ist die Heilung. Suche nicht nach Antworten im Außen. Dort wirst Du sie nicht finden. Niemals. Verliere Deine Bestimmung nicht aus den Augen. Verfange Dich nicht in den alten Geschichten und Programmierungen Deiner Vergangenheit. Verlasse die alten Glaubenssätze, die Du von Deiner Erziehung, Deinen Erfahrungen oder der Gesellschaft übernommen hast. Dadurch erhält Dein Leben wieder einen Sinn und eine Richtung. Bleibe Dir und Deinen Herzenswünschen treu. Dadurch wirst Du wieder gekräftigt und spürst eine tiefe Verbindung mit dem Universum.

Hunderte von Büchern und Seminaren werden angeboten, um Dein Glück zu erhöhen. Es werden Versprechungen gemacht, wie Du reich und schön wirst. »In sieben Minuten zum Helden.« Doch das sind alles Antworten, die von außen kommen. Ist es aber auch Deine Wahrheit?

Wir haben verlernt, nach innen, in unser Herz zu schauen. So behindern uns wahrscheinlich die gut gemeinten Ratschläge von außen eher, als dass sie uns nutzen. Wir dümpeln auf der Oberfläche dahin, aber verändern unsere selbstzerstörerischen Muster nicht.

Wir entwickeln alle im Laufe unseres Lebens ein Selbstbild. Wir übernehmen am Anfang die Werte und Vorstellungen unserer Eltern. Im Verlauf wird das Bild durch die kulturellen Prägungen, die Schule und unser soziales Umfeld geformt. Ist dieses Selbstbild aber identisch mit der Person, die wir wirklich sind? Ich glaube nicht. Unsere Glaubenssätze, Vorstellungen, Einstellungen und Erwartungen formen dabei unsere Persönlichkeit. Was sind aber die Werte, die uns vermittelt werden? Sei strebsam. Sei ordentlich. Sei pünktlich. Und so weiter. So laufen wir mit unserer Persönlichkeit auf einem vorgegebenen Programm und schauen, dass das Außen zufrieden ist, in der Hoffnung, akzeptiert und anerkannt zu werden. Kommt Dir das bekannt vor?

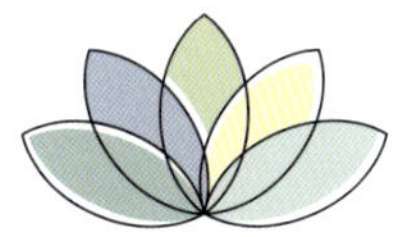

Wunderschön hat diese Zusammenhänge Anita Morrjani, die ihre Nahtoderfahrung beschreibt, in ihrem Buch *Finde Deinen Himmel auf Erden*[82] zusammengefasst:

> *Als ich auf diese Welt kam,*
> *war alles, was ich tat, zu lieben, zu lachen*
> *und mein Licht hell leuchten zu lassen.*
> *Aber als ich heranwuchs, sagte man mir,*
> *ich solle nicht lachen.*
> *»Du musst die Dinge ernst nehmen«, sagten sie,*
> *»wenn Du im Leben vorankommen willst.«*
> *Also hörte ich auf zu lachen.*
> *Sie sagten: »Pass gut auf, wen Du liebst,*
> *sonst bricht Dir jemand das Herz.«*
> *Also hörte ich auf zu lieben.*
> *Sie sagten: »Lass dein Licht nicht so hell strahlen,*
> *Du ziehst viel zu viel Aufmerksamkeit auf dich.«*
> *Also hörte ich auf zu strahlen.*
> *Und wurde klein.*
> *Und verkümmerte.*
> *Und starb.*
> *Nur um im Tod zu lernen,*
> *dass alles, was im Leben zählt,*
> *das Lieben, das Lachen und das Strahlen sind.*

Ich erzähle Dir eine sehr persönliche Geschichte. Jahrelang lag mein Fokus im Außen. Ich war umgänglich, nett und dachte eigentlich nicht viel darüber nach, was ich wollte. Durch die Leugnung meiner Herzenswünsche wurde ich krank. Gezwungenermaßen machte ich mich auf den Weg.

Auf diesem Weg lernte ich viele dunkle und abgelehnte Anteile von mir kennen. Auf einem Seminar in München hatte ich, während einer tiefen Meditation, ein einschneidendes Erlebnis. Aus dem Nichts kam ein »großes Auge« auf mich zu, stand vor mir und schaute mich liebevoll an. Es hatte eine Botschaft für mich: »Du bist die Quelle.« Daraufhin verschwand das Auge wieder im Nichts. Tief bewegt von diesem unerwarteten Ereignis ließ ich die Botschaft die darauffolgenden Tage in mich hineinsinken. Wenn ich die Quelle bin, dann ist ja alles in mir. So banal die Aussage erscheint, so elementar wichtig war sie für mein Leben. Es ist alles in mir! Wow! Dieses kehrte mein Weltbild schlagartig um. Nicht das Außen bestimmt mein Leben, sondern ich selbst. Ich muss nur in mein liebendes Herz schauen und dort ist jede Antwort auf alle meine Fragen. Dort ist die Quelle.

Ich lade Dich herzlich ein, schau auch Du in Dein Herz. Es hat auf alle Fragen, die Du hast, eine Antwort. Deine Antwort. Wie kannst Du aber sicher sein, dass es wirklich Deine Antwort ist? Wenn es sich leicht und freudvoll anfühlt.

Erkenne die alten Filme in Dir

Stelle Dir jeden Tag die Frage, ob Du Dich noch mehr lieben kannst. Kompromisslos! Ermächtige Dich, Dein Leben zu leben, so wie Du es möchtest. Und nicht wie andere es für Dich vorgesehen haben. Befreie Dich. Du bist ein göttliches Wesen und hast das Beste verdient. Genau wie alle anderen auch. Lasse die Illusion der Vergangenheit zurück. Mache Dir klar, dass die Erinnerung nicht die Wirklichkeit ist. Egal welche Erinnerungen noch in Dir gespeichert sind, wie Unwert, Angst, Schmerz, Leid oder Wut. Mache Dir bewusst:

Es sind nur Bilder auf Deiner Lebensleinwand, die in Deinem Unterbewusstsein ablaufen und Deine Handlungen bestimmen. Willst Du weiter, dass die Vergangenheit Deine Zukunft bestimmt? Es ist von fundamentaler Wichtigkeit zu erkennen, dass es die Vergangenheit nicht mehr gibt. Es gibt nur noch den jetzigen Moment. Mache Deinem Unterbewusstsein klar, es kann jetzt nichts Schlimmes passieren. Mache ihm klar, dass Du nicht mehr das vierjährige Mädchen bist, das sich vor Drachen fürchtet, oder der zweijährige Junge, der Angst hat, verlassen zu werden. Es sind nur alte Filme, die Du auch jetzt noch für real hältst. Sei aufmerksam und lebe so in der Gegenwart, dass Du erkennst, dass der alte Film nur eine Illusion, eine Täuschung ist. Sobald Du imstande bist, die lähmenden Erinnerungen zu lösen, wirst Du frei sein.

Gehen wir noch einmal genauer auf unser Herz ein. Im 17. Jahrhundert postulierte der französische Philosoph René Descartes während der Französischen Revolution, dass Geist und Körper zwei voneinander getrennte Einheiten sind. Im Verlauf sorgte dieses mechanistische Weltbild dafür, dass unser Herz auf die Funktion einer Pumpe reduziert wurde, um unseren Körper mit Sauerstoff zu versorgen. Erfreulicherweise führte die wissenschaftliche Forschung in den letzten Jahren dazu, dass sich dieses Bild veränderte. Die »Herzintelligenz« rückte in den Fokus. Es konnte die Verbindung zwischen unseren Gefühlen und Emotionen und unserem Herzen herausgearbeitet werden. Es dient als Quelle elektromagnetischer Felder, die sich mit dem vereinheitlichten Feld der bedingungslosen Liebe verbinden. Was intuitiv als Wissen vorhanden war, konnte nun wissenschaftlich bewiesen werden.

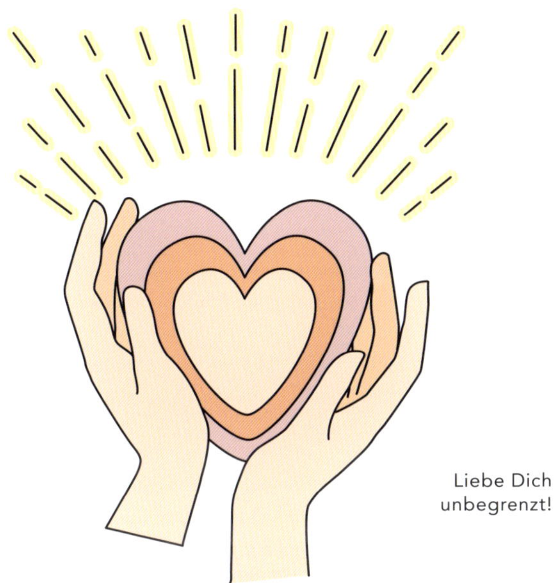

Liebe Dich unbegrenzt!

Folge der Herzintelligenz in die höhere Ordnung

Das Herz beeinflusst unsere Emotionen und sorgt für eine Transzendierung von Ort, Zeit und Kultur. Wenn wir es zulassen, dann dient unser Herz als Führer. Schwingen wir uns in unsere Herzintelligenz ein, dann erkennen wir unseren Weg, unsere Antwort. Die höheren Gefühle wie Liebe, Dankbarkeit, Freude, Akzeptanz und Mitgefühl verbinden sich dann mit unserem Herzen.

Wie Forschungen über die Herzintelligenz zeigen, können wir über den Kontakt mit unserem Herzen unsere innere Befindlichkeit regulieren – unabhängig von äußeren Bedingungen und Umständen. Indem Du Dich auf die Eigenliebe fokussierst, aktivierst Du die Herzintelligenz und richtest Dich auf die höheren Emotionen wie Liebe, Freude und Dankbarkeit aus. Dadurch entsteht ein kohärenter Zustand, also ein Zustand höherer Ordnung: die Heilkraft der Liebe. Daraus resultiert als erster Schritt:

1. Aktiviere Deine Eigenliebe.

Als nächsten Schritt gehst Du mit dieser Energie über die Brücke zu Deinem Bewusstsein. Dein Gehirn/Nervensystem reagiert auf die Botschaften aus Deinem Herzen. Dadurch aktivierst Du Kreativität und Intuition im Gehirn. Dieses hat eine positive Auswirkung auf praktisch alle Organe in Deinem Körper. Es entsteht ein Einheitsgefühl, das Zufriedenheit, Ganzheit und Verbundenheit generiert. Sobald Du aus Deinem Herzen heraus lebst und handelst, fühlst Du Dich ganz. Mangel, Leere, Minderwert gehören dann der Vergangenheit an. Über den Akt der Bewusstmachung arbeitet Dein Gehirn dann die entsprechenden Lösungen aus, die Dir den Weg aufzeigen. Daraus ergibt sich als zweiten Schritt:

2. Bewusstwerdung aktiviert Dein Gehirn.

Du bist in Dein Herz gegangen und hast Dich für die Eigenliebe entschieden. Danach bist Du über die Brücke zu Deinem Gehirn gegangen. Durch die Bewusstwerdung aktivierst Du entsprechende neuronale Schaltkreise. Als nächster logischer Schritt kommst Du nun ins Handeln. Schwingen Herz und Hirn kohärent in einheitlicher Liebe für Dich, dann ergibt sich daraus, was zu tun ist. Durch das Gefühl der Sicherheit und Einheit gehst Dumutig in Deine neue Zukunft. Traue Dich, ins Unbekannte, ins Neue zu gehen. Daraus folgert als dritter Schritt:

3. Handeln in Einklang mit Herz und Hirn.

Du wirstnicht mehr die gleichen Entscheidungen wie gestern in Deinem Leben treffen. Du bestimmst den Weg aus der Eigenliebe heraus. Dadurch bestimmst Du auch das Außen. Und nicht umgekehrt, wie bisher. Dann bist Du der Schöpfer. Wird es Dich herausfordern? Ja. Wird es zwischendurch anstrengend? Gewiss. Kommst Du an Deine Grenzen? Unbedingt. Aber was ist die Alternative? Das alles so bleibt, wie es jetzt gerade ist!?

Wenn mir Menschen in meiner Praxis ihr Vertrauen schenken und wir mit diesen Konzepten zusammenarbeiten, gestatten sie sich, dass es unruhig und ungemütlich wird auf der körperlichen Ebene und im Außen. Damit gehen sie Schritt für Schritt in ihre neue Zukunft. Auf die Frage »Möchtest Du wieder zurück in Dein altes Ich?« hat bis zum jetzigen Zeitpunkt noch niemand mit Ja geantwortet. Alle wollten weitergehen. Sobald man die Eigenliebe einmal gekostet hat, möchte man sie um nichts mehr in der Welt missen. Als letzter Schritt der Transformation ergibt sich daher:

4. Das neue Leben genießen.

Fassen wir alle Punkte noch einmal zusammen, ergibt sich folgendes Diagramm:

1. Aktiviere Deine Eigenliebe.
2. Bewusstwerdung aktiviert Dein Gehirn.
3. Handeln in Einklang mit Herz und Hirn.
4. Das neue Leben genießen.

Wir gehen jetzt weiter und beschäftigen uns im Folgenden mit unserem Bewusstsein. Um die Heilkraft der Liebe zu nutzen, ist es ein weiterer wichtiger Baustein.

Das menschliche Gehirn ist ein
komplexes Organ mit der wunderbaren Kraft,
den Menschen zu befähigen,
Gründe zu finden, um weiterhin zu glauben,
was immer er glauben möchte.

Voltaire, französischer Philosoph und Schriftsteller (1694–1778)

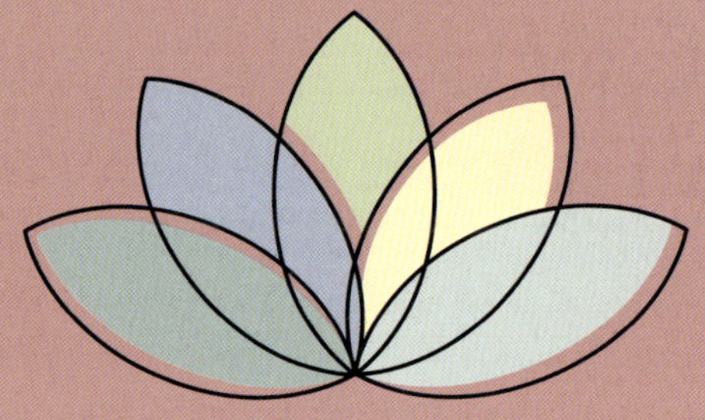

WAS DEIN BEWUSSTSEIN ALLES KANN

Die beste Arznei für den Menschen
ist der Mensch.
Der höchste Grad von Arznei ist die Liebe.
Paracelsus, schweizer Arzt und Naturphilosoph (1493–1541)

Stell Dir vor, Du leidest seit Jahren unter einer schweren Arthrose im Kniegelenk. Jede Bewegung schmerzt. Du kannst keinen Sport mehr treiben, die Treppen nur unter Mühen steigen; an längere Spaziergänge in der Natur ist gar nicht zu denken. Du nimmst Schmerztabletten ein, die aber nur für einige Stunden wirken. Im Laufe der Zeit bemerkst Du Magenprobleme, eine Nebenwirkung der Schmerzmedikation. Der Arzt verschreibt Dir ein zusätzliches Medikament gegen die Magenprobleme. Mit der Zeit reichen die Schmerzmittel nicht mehr aus, und Du gelangst an einen Schmerztherapeuten. Dieser verordnet Dir Morphinpräparate. Der Schmerz wird erträglicher, aber Du leidest jetzt unter Verstopfung und kannst nicht mehr klar denken. Wie benebelt läufst Du herum.

Irgendwann schlägt Dir der Orthopäde eine Arthroskopie vor. Über einen kleinen Schnitt wird mit einem faseroptischen Instrument in das Knie geschaut. Während der OP soll das Gelenk gespült werden, um vorhandene Fragmente von degeneriertem Knorpelgewebe zu entfernen. Diese werden als Ursache für die Entzündung im Kniegelenk und die Schmerzen angesehen. Du willigst ein, da Du den Zustand unerträglich findest.

Im Krankenhaus bittet Dich der Arzt, an einer Studie teilzunehmen. Operiert werden alle Patienten. Bei einer Kontrollgruppe wird aber eine Schein-OP durchgeführt. Das heißt, der Patient wird narkotisiert, die Haut am Knie mit einem Skalpell aufgeschnitten, aber dann wird einfach wieder zugenäht, ohne einen medizinischen Eingriff durchzuführen. Da Du die Wissenschaft unterstützen möchtest, willigst Du ein.

Der Tag der OP kommt: Du gelangst in den OP-Saal, der Anästhesist leitet die Narkose ein, und an den Rest kannst Du Dich nicht mehr erinnern. Nach der OP stellst Du fest: Der Schmerz ist weg. Was für ein Gefühl! Endlich wieder schmerzfrei. Du hast Dein Leben wieder. Du hast noch etwas Schmerzen am Hautschnitt, aber kein Vergleich. Du bist Dir sicher, dass Du nicht in der Placebogruppe warst, also der Gruppe, wo kein Eingriff am Knie durchgeführt wurde. Du kannst nach Jahren wieder schmerzfrei gehen. Diese Studie wurde tatsächlich am Baylor College of Medicine in Houston/Amerika von Dr. Moseley durchgeführt.[1] Allen Patienten ging es nach dem Eingriff gleich gut. Es gab keinen Unterschied zwischen den tatsächlich operierten Patienten und den Patienten, die »nur« eine Schein-OP erhalten hatten. Auch sechs Monate nach der OP unterschieden sich die Ergebnisse nicht.

Im Verlauf wurde eine weitere Studie an 180 Patienten durchgeführt, die man zwei Jahre nach der Operation begleitete.[2] Die Ergebnisse wurden im weltweit angesehensten Journal der Welt, New England Journal of Medicine, veröffentlicht. Auch hier wurden die Ergebnisse bestätigt: Es gab keinen Unterschied zwischen den Gruppen. Alle Patienten besserten sich gleich. Selbst nach zwei Jahren war das noch der Fall. Was ist da passiert? Wieso haben alle anderen Therapien nicht gewirkt, aber die OP, die nur eine Schein-OP war?

Herzlich willkommen in der Welt der Placebos, Glaubenssätze und Einstellungen! Ich habe mir die oben vorgestellte Situation nicht ausgedacht. Sie ist Realität. Ich hoffe, Du erahnst die Möglichkeiten, die sich daraus ergeben.

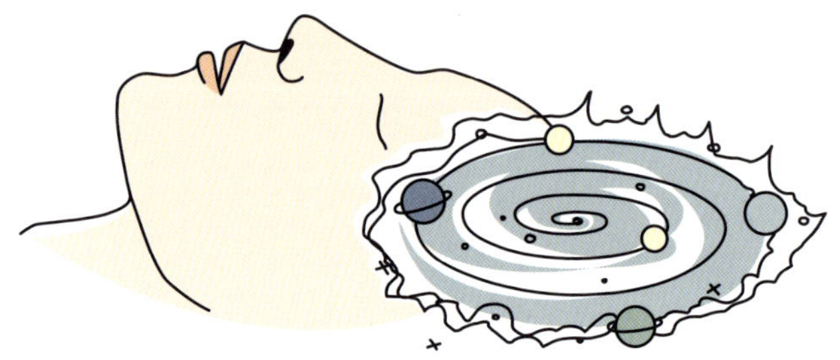

Du bist in Deiner Essenz
reines Bewusstsein!

Warum Deine Vorstellung wirkt

> *Glaubst Du, Du kannst es nicht,*
> *dann hast Du Recht.*
> *Glaubst Du, Du kannst es,*
> *dann hast Du Recht.*
>
> Anke Evertz, Autorin zu ihrer Nahtoderfahrung

Unsere Einstellung wirkt sich auf unsere Gesundheit aus. Die berühmte Mayo-Klinik konnte in einer Studie zeigen, dass Optimisten länger leben als Pessimisten.[3] In der Studie wurden Optimisten und Pessimisten über 30 Jahre lang miteinander verglichen. Optimisten waren sowohl geistig als auch körperlich gesünder. Sie litten seltener unter Schmerzen, fühlten sich energiegeladener, waren glücklich mit ihrem Leben und hatten weniger Probleme im Alltag.[4]

Was vermutest Du? Was hat mehr Einfluss auf Deine Langlebigkeit? Dein Blutdruck, Deine Cholesterinwerte,

Rauchen, Sport und körperliche Bewegung oder Deine Einstellung zum Leben? Sobald jemand eine positive Einstellung zum Älterwerden hat, lebt er allein dadurch sieben Jahre länger.[5] Gute Blutdruckwerte, genügende sportliche Betätigungen etc. können diese Ergebnisse nicht erzielen.

Einstellungen, Glaubenssätze und Placeboeffekte gehen Hand in Hand. Dic Arthroskopie-Studie veranschaulicht wunderbar den Effekt des Placebos. Die Patienten glaubten, dass Ihr Knie geheilt wurde. Dieses führte dazu, dass das Gehirn bestimmte neuronale Schaltkreise aktivierte, wodurch wiederum bestimmte Proteine exprimiert wurden und damit ein Seinszustand erzeugt wurde, der den Glaubenssätzen und Erwartungen entsprach.

Das Gehirn macht dabei keinen Unterschied, ob wir uns eine Sache nur vorstellen oder es tatsächlich tun. Neurochemisch passiert das Gleiche im Gehirn. Ist dabei eine Grenze vorhanden? Aus meiner Sicht nein.

Eine frühe Studie aus den 1960er-Jahren möge das noch einmal veranschaulichen: 40 Patienten mit Asthma bronchiale wurden mit Inhalatoren versorgt. In diesen war nur gewöhnlicher harmloser Wasserdampf. Den Studienteilnehmern wurde aber mitgeteilt, dass es ein Allergen bzw. ein Reizstoff sei.[6] Etwa die Hälfte der Patienten (48 %) erlitten daraufhin Asthmasymptome, wie eine Beeinträchtigung der Atemwege. 30 % bekamen einen Asthmaanfall. Das heißt, nur der Glaube, die Vorstellung, dass man ein Allergen eingeatmet hatte, führte zu einem Asthmaanfall. Den Probanden wurde daraufhin ein Inhalator gegeben, der die Symptome lindern sollte. Bei allen wurden die Atemwege wieder frei. Doch auch in diesem Inhalator war nur Wasserdampf.

Wasserdampf konnte einen Asthmaanfall auslösen und ihn wieder durchbrechen. Abhängig davon, was die Studienteilnehmer dachten! Das heißt, nur durch Suggestion erfolgte die Reaktion im Körper, die erwartet wurde. Sie wurden krank, weil sie glaubten, dass es sich um eine krankmachende Substanz handeln würde, und wieder gesund, weil sie glaubten, dass sie ein Medikament einatmen würden. Diese Gedanken waren so stark, dass sie eine neue Realität erzeugten. Ihre Realität.

Was sagt das über die von uns gelebten Vorstellungen, Überzeugungen und Glaubenssätze aus? Ich schreibe dieses Buch zu Zeiten von »Corona«. In den Medien findet man fast nur angsteinflößende Nachrichten, Schreckensmeldungen von Politikern und eine Verunglimpfung von Andersdenkenden. Was passiert wohl mit unserem Immunsystem, wenn wir diese Nachrichten glauben? Sind wir vielleicht anfälliger für Erkrankungen nur durch solche Nachrichten – unabhängig von der Gefährlichkeit eines Virus? Ich denke, es wird Zeit, unser Verständnis zu vertiefen, indem wir uns mit unserem autonomen Nervensystem beschäftigen.

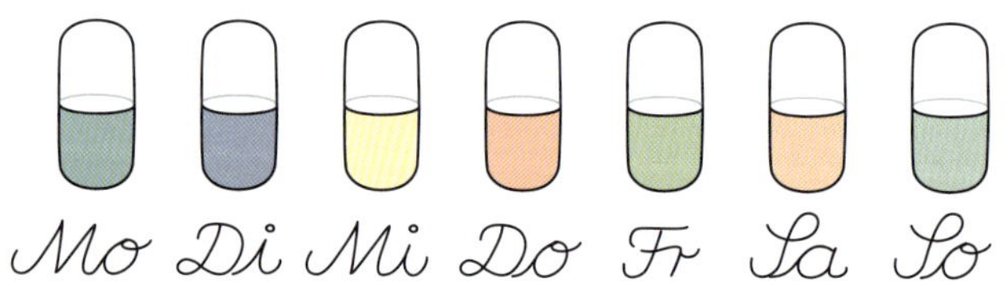

Sei Dein eigenes Placebo!

Verstehe Dein Nervensystem

> *Zum Denken benötigt man ein Hirn, vom Menschen ganz zu schweigen.*
>
> Stanislav Jerzy Lec, polnischer Lyriker und Aphoristiker (1909–1966)

Jeder Mensch hat ein sogenanntes autonomes Nervensystem, auch vegetatives Nervensystem genannt. Autonom bedeutet, es regelt die Angelegenheiten für uns automatisch – ohne unsere bewusste Kontrolle. Es ist ein Anteil unseres Nervensystems, der die Verdauung reguliert, die Körpertemperatur, das hormonelle System, den Blutkreislauf aufrechterhält etc.

Das autonome Nervensystem wird vom limbischen System in unserem Gehirn kontrolliert. Der Einfachheit halber gehe ich nur auf zwei Aspekte des autonomen Nervensystems ein: den Sympathikus und den Parasympathikus.

Der sympathische Anteil hat dabei die Aufgabe, bei drohender tatsächlicher oder vermeintlicher Gefahr, die »Kampf-oder-Flucht-Reaktion« auszulösen. Er schützt uns somit vor der Außenwelt. Unser Herz schlägt schneller, die Pupillen erweitern sich, die Atmung beschleunigt sich – alles, damit wir kämpfen, fliehen oder uns verstecken können. Darmtätigkeit, analytisches Denken oder Reparaturvorgänge werden eingestellt. Es geht ums Überleben.

Das parasympathische Nervensystem schützt unsere Innenwelt. Ist dieser Anteil unseres autonomen Nervensystems aktiv, dann verdauen wir, regenerieren uns und kommen wieder ins Gleichgewicht, in die sogenannte Homöostase.

Beide Anteile des autonomen Nervensystems ermöglichen über die nervliche Verbindung eine ständige Kommunikation zwischen unserem Gehirn und unserem Herzen. Dabei gibt es mehr Verbindungen zwischen Herz und Hirn als zu allen anderen Körpersystemen.[7] Ist der Körper in Homöostase, fühlen wir uns entspannt und sicher. Wir sind in einem kohärenten Zustand.

Stress sorgt dafür, dass wir aus dem Gleichgewicht kommen. Tauchen Emotionen wie Wut, Zorn, Groll, Angst oder Unsicherheit auf, aktivieren wir das sympathische Nervensystem. Die Energie sinkt, für Reparatur- und Heilungsprozesse bleibt keine Zeit mehr. Langzeitstress hat katastrophale Auswirkungen auf unsere Gesundheit. Psychischer Stress ist das stärkste Anzeichen zukünftiger Herzerkrankungen.[8] Eine andere Studie konnte zeigen: Je stärker ein Kind unter Stress steht (ablesbar durch einen erhöhten Cortisolspiegel), desto schlechter sind seine Entwicklungschancen.[9] Chronischer Stress wird mit beinahe jeder der weit verbreiteten Zivilisationskrankheiten in Verbindung gebracht.[10,11]

Gehen wir noch einmal auf die Corona-Situation zurück. Welcher Anteil unseres autonomen Nervensystems wird aktiviert, wenn wir die Nachrichten hören, Angst vor Ansteckung haben, sozial im Altenheim isoliert sind etc.? Es ist das sympathische Nervensystem. Dieses sorgt dann dafür, dass wir im Kampf-oder-Flucht-Modus sind. Wir gelangen aus der Homöostase heraus und sind ein leichtes Ziel für Krankheiten jeder Art.

Wir sollten gut aufpassen auf das, was wir denken, wie wir handeln und welche Nachrichten wir in uns aufnehmen. Ich sage damit nicht, dass man sich nicht informieren soll. Aber wir müssen uns die oben genannten Zusammenhänge klarmachen und sie für uns nutzen.

Welcher Anteil ist Dir bewusst?

> *Wir sind, was wir denken. Alles was wir sind, entsteht aus unseren Gedanken. Mit unseren Gedanken formen wir die Welt.*
>
> Buddha, indischer Weisheitslehrer (lebte um 500 v. Chr.)

400 Milliarden Bits an Informationen verarbeitet unser Gehirn pro Sekunde! Davon sind uns aber nur 2000 Bits bewusst. Das bedeutet: Die meiste Zeit sind wir uns unserer Handlungen und Gefühle nicht bewusst. Es laufen Programme, die uns mehr oder weniger unbewusst durch den Tag manövrieren. Für jede Handlung hat unser Gehirn einen neuronalen Schaltkreis, der die Handlung entsprechend ausführt. So gibt es beispielsweise Schaltkreise für Zähneputzen, Autofahren oder Schuhe-Zubinden. Das Unbewusste steuert unentwegt Abermillionen automatisch ablaufende Prozesse auf den verschiedenen Körperebenen. Hormone werden ausgeschüttet, Enzyme produziert, die Verdauung gesteuert, die Entgiftung eingeleitet, die Durchblutung sichergestellt etc. Bewusst sind wir uns nur etwa 5 % des Tages.

Schauen wir uns einen gewöhnlichen Alltag im Leben eines berufstätigen Mannes an: Um sechs Uhr klingelt der Wecker. Durch die gleiche Handbewegung wird der Wecker ausgemacht. Danach steigt er mit dem gleichen Bein aus dem Bett und folgt dem Körper in das Bad. Dort werden auf die gleiche Art und Weise die Zähne geputzt und sich rasiert (beginnend linke Wange). Während des Duschens laufen die gleichen Handlungen ab. Auf gewohnte Art und Weise wird sich abgetrocknet, und die üblichen Kleidungsstücke werden angelegt. Nach dem Frühstück (es wird immer aus derselben Tasse getrunken) wird auf demselben Weg die Arbeitsstätte aufgesucht. Dort trifft man zur gleichen Zeit die gleichen Leute und redet über die gleichen Sachen. Die gleiche Strecke wird für den Heimweg genommen. Im Supermarkt werden die gleichen Produkte gekauft, damit man die üblichen Speisen zubereiten kann. Am Abend wird die Lieblingssendung im Fernsehen geschaut. Noch schnell die Mails überprüfen und dann, nach dem gleichen Badritual, ins Bett.

Kommt Dir das bekannt vor? Wie viel an diesem Tag hat die Person bewusst wahrgenommen? Wer hat gelebt? Die Person oder das »Programm«? Es ist nichts dagegen einzuwenden, wenn einem das Programm gefällt. Wenn es einem aber nicht mehr gefällt, frage ich Dich: Wie soll sich das Leben verändern, wenn immer wieder die gleichen Gedanken, Handlungen und Gefühle generiert werden? Ist es nicht ein Zeichen von »Schizophrenie«, dass wir die Programme laufen lassen und erwarten, dass ein anderes Ergebnis herauskommt?

Zunächst muss einem dieser Zusammenhang bewusst werden, damit man eine Veränderung anstreben kann. Ich versuche es noch anschaulicher zu machen: Stelle Dir bitte einen Garten vor. Der Garten entspricht Deinem aktuellen Leben. Gehe in einen metakognitiven Zustand (heißt: Beobachte Dich selbst) und schaue Dir den Garten an; schaue von außen auf Dein Leben als Beobachter. Ohne zu werten. Nur schauen. Gefällt Dir Dein Garten? Wächst viel Unkraut? Würdest Du Dich gern an diesem Ort aufhalten?

Du erkennst Deine Programme ...

Das, was Du aktuell siehst, entspricht dem Resultat Deiner Programme. Es liegt in Deiner Verantwortung, Dich um Deinen Garten zu kümmern und ihn so umzugestalten, dass er Dir gefällt. Und tappe bitte nicht in die Falle und erkläre mir, dass Du ja nichts für den Zustand Deines Gartens kannst. Da sind die Eltern, die Erziehung, die Gesellschaft, die Umstände etc.

Wenn Du das weiter glaubst, wird sich Dein Garten dann verändern? Oder ist es nur eine Geschichte, die dazu führt, dass sich Dein Garten nicht verändern wird? Man mag Dich dann bemitleiden, ein nettes Wort für Dich haben oder dergleichen. Willst Du das? Was würde ein Meister oder eine Meisterin tun? Was würde die Person tun, die ihr Leben in die Hand nimmt? Würde diese nicht die Ärmel hochkrempeln und sagen: »Los geht es! Lass uns das Unkraut rausziehen!«

Sobald man etwas Neues erlernt oder eine neue Handlung durchführt, verdoppelt sich die Anzahl der synaptischen Verbindungen in unserem Gehirn auf 2600. Doch wenn diese Lernerfahrung nicht ständig wiederholt wird, geht die Anzahl der Verbindungen in gerade einmal drei Wochen auf die ursprünglichen 1300 Verbindungen zurück. Dieser Versuch des Nobelpreisträgers Eric Kandel zeigte sehr schön, dass wir, indem wir Gelerntes oft genug wiederholen, die Gemeinschaft der Neuronen stärken und dadurch nach und nach die bestehenden »Programme« überschreiben. Die alten Schaltkreise lassen sich dabei innerhalb von vierzehn Tagen vollständig verändern. Neue Schaltkreise benötigen ungefähr vier Wochen zu einem neuen Aufbau. Gehen wir aber in unsere alte Gewohnheit zurück, wird die Erinnerung wieder gelöscht.

Um neue Gedanken, Verhaltensweisen, Gewohnheiten oder Überzeugungen wirklich dauerhaft in unserem Gehirn zu verankern, müssen wir sie also ständig wiederholen, überprüfen und in Erinnerung bringen.[12] So wird das Gehirn programmiert. Die Hardware erzeugt dabei die Software, und das Softwaresystem ist in die Hardware eingebettet.

… und kommst vom Handeln ins Sein

Entscheidender Faktor dabei ist die Handlung. Ich kann hundert Bücher über Tauchen lesen oder mir von einem Taucher das Gefühl beschreiben lassen, wie es unter Wasser ist. Erst wenn ich selbst unter Wasser bin, kann ich es nachempfinden. Ich komme also von einem theoretischen Konzept in eine Emotion: »Ah, so fühlt sich das an!« Sonst bleibt es reine Philosophie. Ich muss, im wahrsten Sinne des Wortes, den Sprung ins Wasser wagen. Sobald ich aber schwerelos im Wasser dahingleite und mich mein Sauerstoffgerät mit Sauerstoff versorgt, kann ich den Zustand genießen. Diese Emotion wird mein Gehirn speichern, und ich kann mir das Gefühl jederzeit in Erinnerung rufen. Ich komme somit vom Wissen über das Handeln zum Sein. Ein neuer Seinszustand ist eingetreten.

Was macht der Freund-und-Helfer-Reflex?

Wir haben das autonome Nervensystem kennengelernt und den damit einhergehenden »Kampf-oder-Flucht-Reflex«.

Gibt es aber auch den gegenteiligen Effekt: den »Freund-und-Helfer-Reflex«?

Wie spannende Studien zeigen werden, spricht vieles dafür. Sowohl in Tier- als auch in Humanstudien fanden die Forscher heraus, dass Stress zu mehr Hingabe, Mitgefühl und Zusammenarbeit führen kann.[13] Frauen kümmern sich vermehrt um andere, wenn sie unter Stress stehen. Dieser Akt des Mitgefühls ist dabei nicht nur auf die eigene Familie begrenzt. Soziale Verbindungen werden gestärkt, beispielsweise in Form von emotionaler Unterstützung, durch Zuhören oder einfach mit mehr Zeit, die mit anderen verbracht wird.

> *In Armut und im Unglück*
> *sind Freunde die einzige Zuflucht.*
>
> Aristoteles, griechischer Philosoph
> und Naturforscher (384–322 v. Chr.)

Der Freund-und-Helfer-Reflex dient aus evolutionärer Sicht zunächst dem Schutz des Nachwuchses. Denke daran, wie sich Eltern verhalten, wenn ihre Kinder in Gefahr sind. Das eigene Leben wird zum Wohle der Kinder aufs Spiel gesetzt. Dieser Effekt ist so stark, dass der grundlegende Überlebensinstinkt ausgeschaltet wird.

Er gibt Hoffnung ...

Es zeigte sich, dass dieser Effekt auch ausgelöst wurde, wenn wir anderen Menschen helfen. So machte eine Studie von Neurowissenschaftlern der UCLA deutlich, wie Fürsorge für andere den Schalter von Angst auf Hoffnung umlegte.[14] Die Studie untersuchte, wie Menschen auf den Schmerz anderer reagierten. Man bat die Teilnehmer zuzuschauen, wie ihre Liebsten eine Reihe von mittelmäßig schmerzhaften Elektroschocks erhielten. Voraussetzung zur Teilnahme an der Studie war, dass sie die Liebsten nicht vor dem Schmerz bewahren konnten. Zwei Varianten standen zur Verfügung: Entweder hielten sie die Hand des anderen oder sie erhielten einen »Anti-Stress-Ball« in die Hand, den sie zusammendrücken und so den Stress über die Schmerzen des anderen bewältigen konnten. Bei beiden Prozessen wurden die Gehirne untersucht.

Die erste Bewältigungsstrategie entspricht dem Freund-und-Helfer-Reflex, während die zweite Option dem Versuch gleichkommt, dem Leid zu entfliehen. Wir schenken dem anderen keine Aufmerksamkeit. Psychologisch entspricht dieses der »Mitgefühlserschöpfung«. Indem wir unseren eigenen Stress zu vermeiden suchen, den der Stress des anderen in uns verursacht, lähmen wir uns selbst.

Beide Verhaltensstrategien aktivieren andere Areale im Gehirn: Die Forscher stellten fest, dass, wenn die Hand der Liebsten gehalten wurde, es zu einer vermehrten Aktivität im Belohnungs- und Fürsorgesystem kam. Weiterhin reduzierte es die Aktivität der Amygdala. Hierbei handelt es sich um einen Bereich, der als Auslöser von Angst und Vermeidung bekannt ist. Der Stressball hingegen hatte keinerlei Effekte auf die Aktivität der Amygdala. Die Qualen der Probanden wurden nicht reduziert. Ganz im Gegenteil sorgte diese Variante sogar dafür, dass das Ohnmachtsgefühl zunahm.

Wir lernen aus der Studie, dass Mitgefühl für andere, wie die Hand zu halten in schwierigen Situationen, dazu führt, dass wir Hoffnung und Verbundenheit stärken. Versuchen wir stattdessen, nur unsere Qualen zu lindern, dann verharren wir in der Angst.

… und mehr Selbstvertrauen

In diesem Zusammenhang ist eine andere Studie von der Universität Pennsylvania spannend. Wie viele von uns haben den Glaubenssatz: »Ich habe keine Zeit.« Wenn ich dieses glaube (siehe Seite 27), dann wird es so sein. Die Zeitknappheit fühlt sich nicht nur anstrengend an, sie ist auch ein Gemütszustand[15], der nachgewiesenermaßen zu schlechten und schädlichen Entscheidungen führt.

Die Studie teilte die Probanden in zwei Gruppen ein. Eine Gruppe erhielt einen gewissen Anteil, um ihre Zeit zur freien Verfügung zu gestalten. Sie konnten damit machen, was sie wollten. Die andere Gruppe sollte diese Zeit nutzen, um anderen zu helfen. Anschließend fragte man die Teilnehmer beider Gruppen, wie viel Freizeit/Zeit sie gerade zur Verfügung hatten. Erstaunlicherweise verringerte sich das Gefühl, wenig Zeit zu haben, in der Gruppe, die anderen geholfen hatte.

Die »Helfer« gaben an, sich mitfühlender, kompetenter und fähiger zu fühlen. Anderen zu helfen, erhöht anscheinend das Selbstvertrauen, wodurch gestellte Anforderungen besser bewältigt werden können. Die Forscher kamen zu der Empfehlung: »Wenn Individuen das Gefühl haben, ihre Zeit sei beschränkt, dann sollten sie lernen, mit ihrer Zeit großzügiger umzugehen – entgegen ihrer Neigung, damit sparsamer zu sein.«[16]

Öffnen wir unser Herz für andere und sind im Mitgefühl verbunden, so profitieren wir am meisten davon.

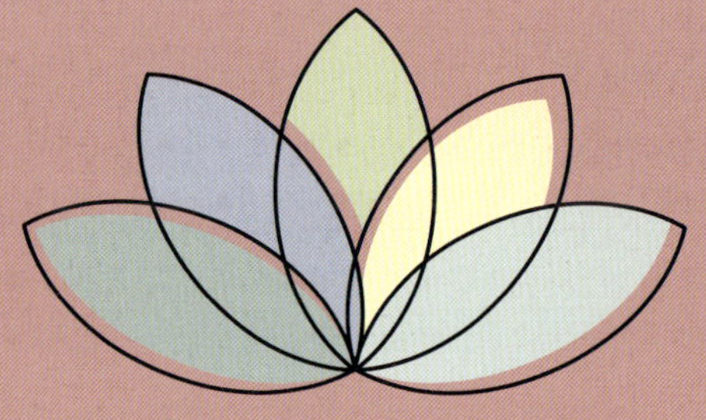

FANG AN, DICH ENDLICH ZU LIEBEN

Die meisten Menschen sind so glücklich,
wie sie es sich selbst vorgenommen haben.

Abraham Lincoln, Präsident der
Vereinigten Staaten von Amerika (1809–1865)

Im Gehirn wohnen zwei Seelen. Schon Platon nannte diese beiden Anteile den »rationalen Wagenlenker«, der ein »wildes Pferd« zügeln möchte.

1. Die emotionale Seite: der instinktive Teil, der Leid und Freude empfindet (ich werde diesen Anteil im Weiteren unser »Pferd« nennen)
2. Die rationale Seite: der bewusste Teil, der reflektiert (diesen Anteil benenne ich im Weiteren unseren »Reiter«)

Verhaltensökonomen nennen die beiden Systeme »Planer und Macher«. Das Pferd gewinnt, wenn wir nicht ins Studio gehen, zu viel essen oder trinken etc.

Die Schwäche der instinktiven/emotionalen Seite ist es, dass sie die kurzfristige Belohnung bevorzugt. Lieber jetzt die Pizza sich schmecken lassen, als später schlank zu sein. Dieser Anteil ist meistens dafür verantwortlich, wenn geplante Vorsätze scheitern. Der Reiter schafft es nicht, das Pferd, das den Plan umsetzen würde, auf der Spur zu halten. Dieser Anteil ist so für das »Team« zuständig. Doch das Problem ist auch der Reiter, der teilweise zu viel analysiert und nachdenkt.

Bei einer Veränderung – und darum geht es in diesem Buch – müssen beide Anteile involviert sein und an einem Strang ziehen (»in die gleiche Richtung«). Der Reiter plant, und das Pferd setzt es um. Ist nur der Reiter involviert, so ist der Plan klar, aber dem Pferd fehlt die Motivation zur Umsetzung. Ist hingegen nur das Pferd beteiligt, so sind zwar alle

Anteile motiviert, aber da keine Zielklarheit vom Reiter definiert ist, wird das Projekt ebenfalls scheitern. Nur wenn Reiter und Pferd sich gemeinsam auf ein Ziel zubewegen, wird die Veränderung durchführbar und erfolgreich sein.

Wir haben bereits kennengelernt, dass wir einen Großteil des Tages auf einem Programm laufen. Wir handeln, denken und fühlen wie immer. Um Veränderungen zu bewirken, benötigen wir aber Selbstkontrolle. Selbstkontrolle ist aber eine sich erschöpfende Ressource. Eine Studie von Roy Baumeister möge dieses veranschaulichen: Probanden der Studie wurde aufgetragen, sich einen traurigen Film über kranke Tiere anzuschauen und ihre Gefühle zurückzuhalten. Anschließend zeigte sich, dass diese Gruppe weniger physische Ausdauer hatte als die Studienteilnehmer, die ihren Tränen freien Lauf gelassen hatten.[17] Immer dann, wenn wir mit Ängsten fertigwerden müssen, wenn wir uns auf Anweisungen konzentrieren oder unser Verhalten steuern, um einen bestimmten Eindruck auf andere zu machen, verbrauchen wir immer mehr Selbstkontrolle.

Es ist wichtig zu verstehen, dass Veränderungen der bestehenden Programme die Selbstkontrolle schwächen. Veränderungen sind daher so schwierig, weil die Personen sich überanstrengen. Nach diesen Vorüberlegungen stellt sich die Frage: Was ist nun zu tun?

Gliedern wir den Veränderungsplan in drei Abschnitte:

- Ziel klar definieren
- Emotionalität herausstellen
- Weg festlegen

Definiere Dein Ziel

Wir haben einen starken analytischen Geist. Er kann denken und planen. Teilweise drehen wir uns dabei aber im Kreis. Die Möglichkeiten scheinen unbegrenzt. Je mehr wir analysieren und nachdenken, desto mehr Optionen entstehen. Meistens liegt der Fokus auf den Anteilen, die nicht funktionieren. Es liegt in der Natur des Menschen, sich eher auf das Negative zu fokussieren. Frage Dich einmal selbst, was passiert, wenn Du heute zehn gute Ereignisse erlebt hast und ein schlechtes Erlebnis. Wovon wirst Du heute Abend Deinem Partner oder Bekannten berichten? Wir können stundenlang erklären, warum eine Veränderung nicht möglich ist: zu wenig Zeit, schlechte Rahmenbedingungen, fehlende finanzielle Mittel, keinen geeigneten Partner!? Wenn ich meinen Fokus nur auf die Probleme richte, dann kann übermäßiges Analysieren den Versuch zum Scheitern verurteilen.[18]

Zunächst ist es daher einmal wichtig, das Ziel klar zu definieren. Zeige dem Reiter, wo er hingehen und wie er handeln soll. »Ich sollte mich gesünder ernähren«, »Ich werde dorthin fahren, wo es schön ist« oder »Ich werde meine Zeit besser einteilen« sind allgemeine Aussagen, die Du unbedingt vermeiden solltest. Aus »Ich sollte mich gesünder ernähren« wird konkret »Ich esse kein Fleisch mehr und werde ab jetzt keinen Zucker mehr zu mir nehmen«. Aus »Ich werde meine Zeit besser einteilen« wird »Jeden Tag plane ich eine Stunde für mich und eine Stunde für die Familie ein«. Je konkreter, desto besser!

Diese Grundidee entstammt der lösungsorientierten Kurzzeittherapie. Erfunden wurde diese vom Therapeutenpaar Steve de Shazer und Insoo Kim Berg Ende der 1970er.[19]

Der starke Unterschied zur klassischen Psychotherapie besteht darin, dass sie nicht nach Hinweisen sucht, warum sie sich so verhalten, sondern es geht allein darum, eine Lösung für ein Problem zu finden.

Als hilfreiches Werkzeug hat sich die »Wunderfrage« herauskristallisiert:

1. Frage: »Stelle Dir vor, wenn Du heute Nacht schläfst, geschieht ein Wunder, und alle Deine Probleme sind gelöst. An welchen ersten kleinen Zeichen wirst Du feststellen, dass das Problem verschwunden ist?« Bei dieser Frage geht es somit nicht darum, das Wunder selbst zu benennen, sondern die handfesten Zeichen zu identifizieren, dass das Wunder geschehen ist.
2. Frage: »Wann hast Du das letzte Mal ein kleines bisschen von dem Wunder gesehen?« Dadurch erkennen wir, dass wir selbst in der Lage sind, das Problem zu lösen. Ziel ist es, die positive Ausnahme zu finden. Und darauf richtet man seine gesamte Aufmerksamkeit.

Zusammengefasst lautet die alles entscheidende Frage: »Was funktioniert und wie können wir das in den Alltag integrieren?« Wir müssen unseren Fokus abziehen vom Negativen und uns auf die Lösungen fokussieren. Dabei helfen uns die positiven Ausnahmen. Situationen, wo etwas geklappt hat.

Das Ziel klar definieren. Welches Ziel? Es geht um Veränderung. Hierbei ist eine Studie aus dem Buch *The Critical Path to Corporate Renewal* interessant.[20] Die Forscher teilten die Teilnehmer in drei Gruppen auf. Es sollte eine Veränderung durchgeführt werden. Worin unterschieden sich die erfolgreichsten von den am wenigsten erfolgreichen Personen, die eine Veränderung durchführen sollten? Ein typisches Ziel lautete zum Beispiel, den Lagerumschlag um 50 % zu verbessern. Der Unterschied (89 zu 33 % zwischen oberem und unterem Drittel) lag darin begründet, dass die erfolgreichen Teilnehmer eher Verhaltensziele hatten; beispielsweise: Das Projektteam trifft sich zweimal in der Woche.

Wenn Du also Dein Ziel klar definieren möchtest, das Du erreichen willst, dann wandle diese Idee in ein spezifisches Verhalten um. Sei konkret und spezifisch. Diese Klarheit wird dazu führen, dass Du den Widerstand auflöst.

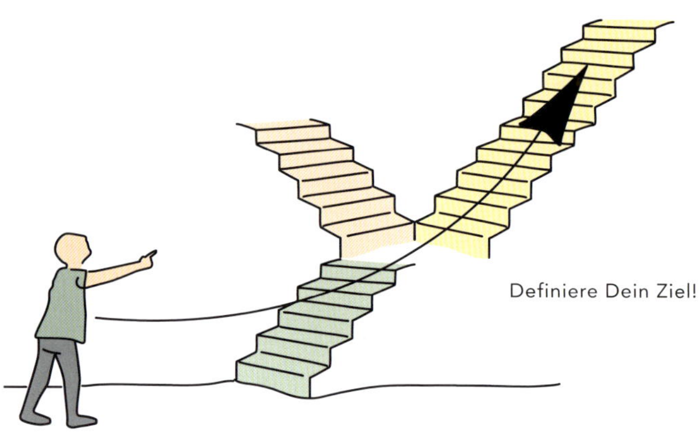

Definiere Dein Ziel!

Stelle die Emotionalität in den Vordergrund

Während wir das Ziel herausarbeiten, sprechen wir den Reiter an. Den analytischen Teil von uns. Soll die Veränderung erfolgreich sein, so muss aber auch die emotionale, instinktive Seite – unser Pferd – angesprochen werden. Wir kennen sicherlich alle das Gefühl, dass Angestellte eines Geschäfts oder Beamte einer Behörde ihren Dienst nach Vorschrift machen. Die emotionale Seite ist ausgeschaltet. Es entstehen Frust, Ärger und negative Ergebnisse. Wenn ich die Gefühle nicht anspreche, werde ich eine Verhaltensänderung nicht erfolgreich durchführen. In ihrem Buch *In the Heart of Change* gehen Kotter und Cohen auf diese Aspekte ein.[21] Sie fanden heraus, dass, bei fast allen erfolgreichen Veränderungsbemühungen, der Wandel nach dem Schema »sehen – fühlen – verändern« erfolgte.

Zunächst wird das Problem gesehen; zum Beispiel ein nüchterner Blick auf die aktuellen (nicht gewollten) Gewohnheiten. Dieser Aspekt berührt Dich emotional negativ. Du fühlst vielleicht Scham, Schuld, Ärger oder Trauer. Der Schritt zur Veränderung ist es, sich vorzustellen, wie es sich anfühlen würde, wenn man die Veränderung durchgeführt hat. Das Problem liegt nicht im Verständnis. Raucher wissen, dass Zigaretten ungesund sind. Es geht darum, die emotionale Seite aufzuzeigen. Nur dadurch reagiert unser Pferd. Wir sollten uns klarmachen, dass es zwei Arten von Veränderungsmöglichkeiten gibt – den »harten« und den »weichen« Weg. Viele werden durch Krisen dazu genötigt anzuhalten, um ihren Kurs zu überdenken. Wollen wir auf Krankheit, Kündigung oder Scheidung warten, oder können wir uns bewusst für einen Wandel entscheiden? Fokussieren wir uns auf die positive Vision und welche Emotion sie in uns auslösen würde. Was begeistert Dich? Generiere Optimismus und Begeisterung.

Gehe dabei in kleinen Schritten vor: »Zerlege« das große Ganze in kleine Abschnitte. Viele kennen sicherlich das Gefühl eines überfüllten Schreibtisches. Ich setze mir ein konkretes Ziel: → Schreibtisch ist leer; Unterlagen sind sortiert, und ich fühle schon die Freude über diesen Zustand (emotionale Seite). Danach lege ich verbindliche Handlungsschritte fest. Beispielweise jeden Tag fünf Minuten den Schreibtisch aufräumen. Das ist realistisch, denn ich sehe nicht den gesamten Wust an Papieren, sondern nur kleine Abschnitte. So bleibe ich motiviert und erreiche nach und nach mein Ziel. Könnte es nicht sein, dass ich, nachdem ich erste Veränderungen bemerke, in den Folgetagen vielleicht zehn Minuten aufräume?

Wenn ich auf einen Berg klettern möchte, fängt es immer mit dem ersten Schritt an. Nur so kann ich den Gipfel erreichen. Plane konkret und spreche Deine emotionale Seite an. Unterteile das Endziel in kleine Etappen und hebe das Positive hervor. Kleine sichtbare Ziele definieren und die Emotionalität herausstellen, motiviert uns zu Veränderungen. Jeden Tag kleine Fortschritte summieren sich über die Zeit zu etwas Großartigem. Dadurch wird die Veränderung leichter und trägt sich selbst.

Große Veränderungen entstehen aus einer Folge von kleinen Veränderungen. Und mit jedem Schritt fühlt das »Pferd« die Veränderung.

Lege Deinen Weg fest

Rational sind wir alle motiviert, eine Veränderung zu unseren Gunsten durchzuführen: »Ich sollte weniger Kekse essen.« »Die Pizza am Abend ist sicherlich nicht gut für meine Gesundheit.« »Ich sollte mit meinen Kollegen netter umgehen.« Doch unsere Programme, unsere gewohnten konditionierten Verhaltensweisen, bestimmen unseren Alltag. »Was ist schon ein Keks?« »Heute habe ich schwer gearbeitet, da habe ich mir die eine Pizza verdient.« »Die Kollegen sind ja auch nicht nett zu mir.« Das Programm, das keine Veränderung möchte, wird sich etwas einfallen lassen, damit wir uns nicht verändern.

Als dritter Schritt einer Veränderung ist es daher unverzichtbar, dass wir den Weg genau festlegen. Unser Alltag ist häufig bestimmt durch andere, die das Umfeld verändern, damit wir uns auf eine bestimmte Art verhalten. Ein Supermarktbesitzer platziert die Milch ans Ende des Supermarkts, damit wir länger im Geschäft verweilen. Wenn ich Geld abhebe, bekomme ich das Geld erst, wenn ich die Bankkarte aus dem Automaten gezogen habe. Warum ist ein Unternehmen wie Amazon so erfolgreich? Weil Du nur durch einen Klick eine Bestellung abschließen kannst. Es ist einfach.

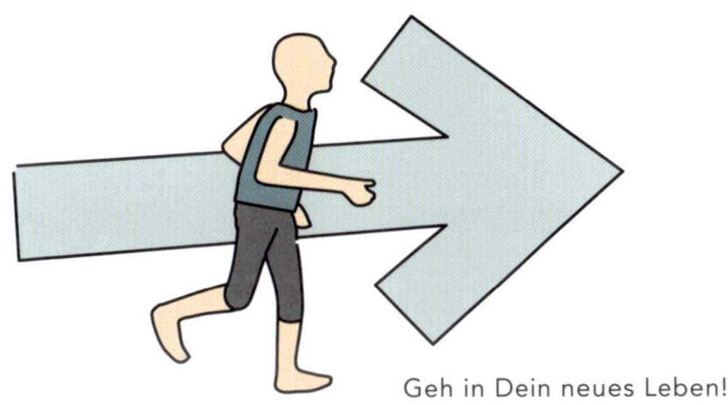

Geh in Dein neues Leben!

Für unsere Zwecke bedeutet dieses: Verändere Dein Umfeld so, dass das richtige/gewünschte Verhalten erleichtert und das falsche/unerwünschte Verhalten erschwert wird: Auf dem Küchentisch ist ansprechendes Obst leicht zu erreichen. Süßigkeiten befinden sich nicht mehr in der Wohnung.

Suche nach einfachen Lösungen. Welchen Weg kann ich gehen? Nur eine Möglichkeit. Verändere den Weg. Damit veränderst Du Dein Verhalten. Fokussiere Dich dabei auf die positive Ausnahme. Wann hat etwas bereits einmal funktioniert?

Nimm kleinere Teller oder kleinere Weingläser. Esse nicht direkt aus der Chipstüte, sondern verwende einen Teller. Lege bereits am Abend die Joggingsachen raus. Anekdotisch wird von einer Frau berichtet, die ihre Kreditkarte in einen Eisblock einfror. Dieses zwang sie dazu, sich erst einmal »abzukühlen« (bzw. aufzutauen), bevor sie Geld ausgeben konnte.

Skizziere den Weg klar. Triff eindeutige und einfache Vorentscheidungen. Definiere klare Handlungsauslöser. »Wenn ich meine Tochter zur Schule gebracht habe, gehe ich ins Fitnessstudio.« Die Handlungsauslöser müssen spezifisch sein.

Sheine Orbell und Paschal Sheeran führten eine Studie an Patienten durch, die sich einer Hüftgelenks- oder Knieoperation unterzogen. Eine Gruppe sollte nach der OP klare Handlungsauslöser formulieren. Diese Patienten sollten aufschreiben, wann und wo sie einen Spaziergang machen wollten. Die Ergebnisse waren beeindruckend: Die »Handlungsauslöser-Patienten« konnten nach 3,5 Wochen allein aufstehen. Die Kontrollgruppe nach 7,7 Wochen.[22]

Durch die klare Handlungsanweisung wird eine sofortige Gewohnheit geschaffen. Du solltest diese einfachen Möglichkeiten nutzen, Reiter und Pferd den Weg zu weisen. Bringe Deinen Reiter und Dein Pferd dazu, genau zu spezifizieren, wann und wo sie den Plan umsetzen wollen.

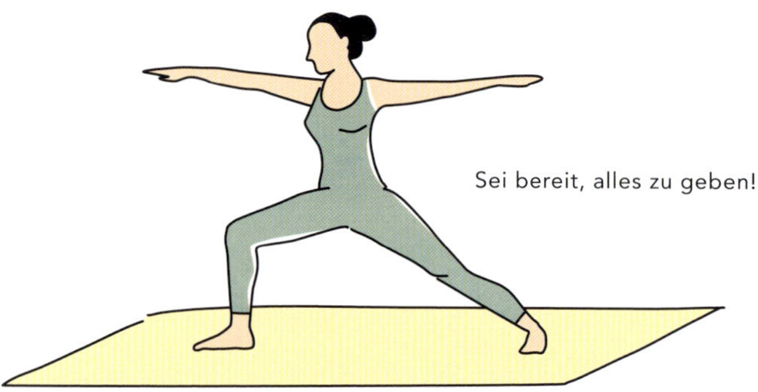

Zusammengefasst könnte der Weg wie folgt aussehen:

1. Ziel definieren
2. Emotionalität herausstellen
3. Weg festlegen

Übernehme die Verantwortung für Dein Leben

Wenn Du das Ziel klar definiert hast, die Emotionalität herausgestellt hast und Dir klare Handlungsanweisungen gegeben hast, dann gehe in die »Mentalität der Kriegerin/des Kriegers«. Keine Ausreden mehr. Kein Selbstmitleid. Kein »Ja, aber …«. Gestatte Dir keine Ausflüchte mehr.

Es ist Dein Leben und dafür bist nur Du verantwortlich. Diese innere Haltung wird Dich früher oder später an Dein Ziel führen. Alles, was Dich auf diesem Weg unterstützt, solltest Du nutzen. Sei es ein Freund, eine Gruppe, Bücher, Seminare, ein Timer oder ein Visionboard. Sei kreativ und enthusiastisch. Wie sehr willst Du Deine Ziele erreichen?

Es gab bestimmt schon einmal Menschen in einer ähnlichen Situation. Was haben diese Menschen gemacht, um ihr Ziel zu erreichen? Nutze unser Informationszeitalter für Dich aus. Los geht's!

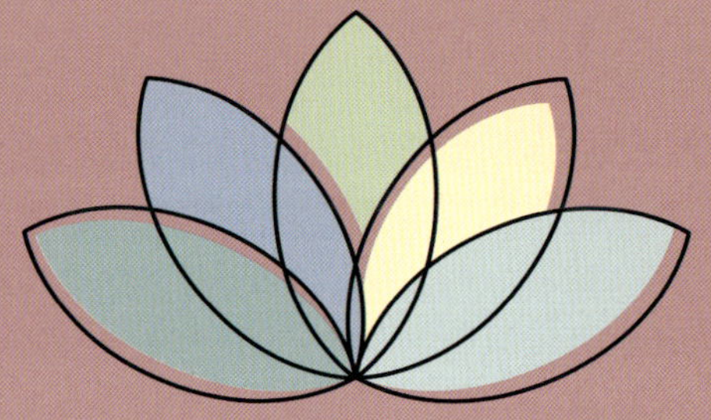

WAS IST DEIN HEILUNGS-IMPULS?

Unsere Einstellungen, unsere Geisteshaltung,
unser Bewusstseinszustand
bestimmen maßgeblich, was geschieht.

Wir haben in den vorherigen Kapiteln festgestellt, welchen Einfluss unsere Glaubenssätze, die Art und Weise, wie wir über Sachen denken, haben: So können wir die nahrhaftesten Speisen zu uns nehmen und können doch nicht davon profitieren, wenn wir dieses aus einem »Mangelbewusstsein« heraus tun. Ist unser autonomes Nervensystem im Dauerstress, werden wir keine Entspannung oder Heilung finden. Wir haben kennengelernt, dass wir die meiste Zeit des Tages auf Programmen laufen, die dafür sorgen, dass wir das Gleiche denken, uns auf die gleiche Art und Weise verhalten und entsprechend das Gleiche fühlen. Trotzdem hoffen wir insgeheim, dass sich unser Leben verändern möge.

Darüber sind wir gedanklich an die Veränderungsprozesse herangetreten. Es erscheint logisch, dass, wenn wir auf unbewussten Programmen laufen, wir unsere Ziele zunächst klar definieren müssen, die Emotionalität herausstellen und Reiter und Pferd den Weg weisen müssen.

Jetzt ist der Zeitpunkt gekommen, ins Tun zu kommen. Dafür gebe ich Dir eine Fülle von Impulsen, und Du schaust, bei welchen Du Dich angesprochen fühlst. Dabei arbeiten wir uns vom Atmen über den Schlaf zum Essen. Wir lernen die positiven Effekte des Waldbadens kennen und gehen auf die Wichtigkeit von Bewegung und Sport ein. Wir werden uns über Vergebung und Loslassen unterhalten, um am Ende der Empfehlungen eine Meditation für den Alltag kennenzulernen.

Nutze dabei die im zweiten Kapitel gemachten Anregungen, um die Impulse, die Dir zusagen, in den Alltag zu integrieren. Sonst bleibt es nur ein philosophisches Konzept. Und das sollten wir unbedingt vermeiden. Gelange ins Tun. Jetzt!

Es ergibt sich aus der Sache, dass ich nur die wichtigsten Informationen zur Verfügung stelle. Für jedes Thema könnte man ein eigenes Buch schreiben. Die Auswahl ist rein subjektiv und erhebt nicht den Anspruch auf Vollständigkeit. Bei Interesse beschäftigst Du Dich sicher selbst mit der entsprechenden Literatur. Ich versuche, einfache Anweisungen und Impulse zu geben, in der Hoffnung, dass sie Dich ansprechen. Weiterhin muss ich den Bogen spannen von »Anfängern« zu »Fortgeschrittenen«. Verzeihe mir somit, wenn Dir etwas zu leicht oder zu schwer erscheint. Mein Wunsch ist es, dass Du Dich inspiriert fühlst. Wo dieses der Fall ist, greife etwas heraus und versuche, es in den Alltag zu integrieren.

Ich hoffe, Du genießt es.

Atem – the art of breathing

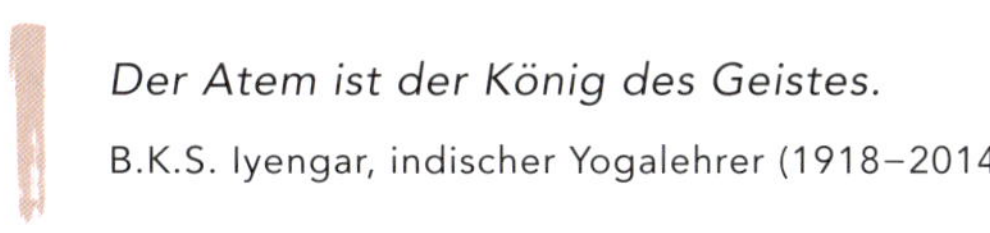

Der Atem ist der König des Geistes.

B.K.S. Iyengar, indischer Yogalehrer (1918–2014)

Der Atmungsprozess ist die Grundlage des Lebens. Ohne die Aufnahme von Sauerstoff über den Atmungsprozess ist Leben nicht möglich. Das Leben beginnt mit dem ersten und es endet mit dem letzten Atemzug.

Der Atem verbindet die Außenwelt mit unserer Innenwelt. Der Atem schenkt uns Energie und Lebenskraft und gestattet uns, die verbrauchten Anteile wieder abzugeben.

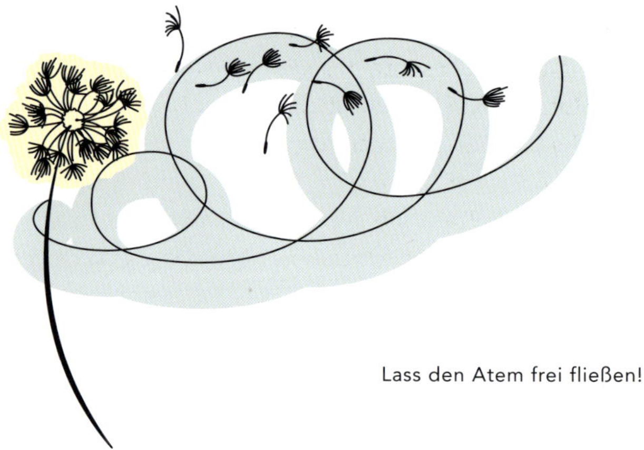

Lass den Atem frei fließen!

Im Yoga gilt der Atem als die Verbindung zwischen Körper und Geist. Prana ist ein Sanskritwort, das übersetzt wird mit »Lebensatem, Lebenshauch«. Es bedeutet im Hinduismus Leben, Lebenskraft und ist mit dem chinesischen Qi und dem japanischen Ki vergleichbar. Das Atmen beeinflusst das bioelektrische Gleichgewicht des Körpers. Gerade in der östlichen Philosophie/Medizin gibt es viele Atemübungen, die den Körper reinigen, entgiften und energetisieren.

In unserer westlichen von Stress dominierten Welt atmen die meisten von uns unbewusst und oberflächlich. Achte bitte einmal darauf, wie sich Dein Atem unter Stress verändert. Dir »stockt der Atem«. Die Energie (Prana, Chi, Ki) kann nicht mehr frei fließen.

Atemkontrolle zu kultivieren ist daher eine wunderbare Methode, seinen Gesundheitszustand zu verbessern und damit seine Lebensspanne zu verlängern. Durch Stagnation der Energie wird die Zirkulation des Blutes beeinträchtigt, wodurch wieder so verbreitete Beschwerden wie chronische Erschöpfung/Burn-out, Reizbarkeit, Kopfschmerzen, Verdauungsstörungen oder Schwächung der Libido entstehen.

Taoisten entdeckten die wichtige Rolle des Unterbauchs für die Atmung. Beobachte das nächste Mal eine Katze oder einen Hund, wenn diese sich ausruhen. Du wirst feststellen, dass der Bauch – und nicht ihre Brust – sich rhythmisch ausdehnt und zusammenzieht. Tiefe Bauchatmung gilt in der chinesischen Tradition als Therapiemethode. Die Lebensenergie wird assimiliert und im Körper verteilt. Die inneren Organe werden massiert, wodurch den Geweben Giftstoffe entzogen werden, das Blut gereinigt, die Hormonsekretion angeregt und somit die Widerstandskraft des Körpers gegen Krankheiten gestärkt wird.[23] Nutze Dein Bewusstsein und konzentriere Dich, im Laufe des Tages immer mal wieder, tief in Deinen Bauch zu atmen.

Die tiefe Bauchatmung ist gesundheitsfördernd!

Ich zitiere den 100-jährigen Sun Simiao aus seinem Buch *Kostbare Rezepte*:

> *Durch korrektes Atmen werden Myriaden von Krankheiten vermieden. Ist die Atmung hingegen unterdrückt oder angespannt, so treten die verschiedensten Krankheiten auf. Wer sein Leben nähren möchte, muss zuerst die korrekten Methoden der Atemkontrolle und des Energieaustausches erlernen. Diese Atmungsmethoden vermögen alle großen und kleinen Leiden zu heilen.*

Demgegenüber wird dem Atem im Westen wenig Bedeutung beigemessen.

Das essenzielle Element in der Atemluft sind die negativen Ionen (negative elektrische Ladung). Staub, Rauch oder toxische Chemikalien besitzen positive Ladungen. In verschmutzter Luft werden positive Ionen langsam, sie ziehen die aktiven negativen Ionen an und neutralisieren sie. Klimaanlagen, geschlossene Räume oder Zentralheizungen haben ebenfalls einen negativen Effekt. In Japan gibt es daher in vielen Bürogebäuden sogenannte Ionisatoren, die die negativen Ionen wieder ersetzen. In der Natur erfolgt die Ionisation automatisch durch die elektromagnetische Kurzwellenstrahlung der Sonne.

Gummihandschuhe oder Kleidung aus synthetischen Fasern verhindern den positiven Effekt, Barfußlaufen dagegen fördert ihn.

Wenn Du spüren willst, was echte Vitalität bedeutet, dann solltest Du barfuß über eine weite Rasenfläche gehen, während der Morgentau noch darauf liegt, und beim Gehen tief und rhythmisch atmen.

Wir haben die tiefe Bauchatmung und die Bedeutung des Barfußlaufens und Atmens kennengelernt. Gehen wir einen Atemzug weiter zur Wechselatmung, einer Übung aus dem Pranayama. Sie wird auch Nadishodhan genannt und sorgt für eine Lenkung des Atems. Wenn die Luft durch das linke Nasenloch eintritt, wird diese auf physisch passive geistige Funktionen eingestimmt. Wenn sie durch das rechte Nasenloch gelangt, ist Handeln angesagt.

Im taoistischen Sprachgebrauch wird die linke Nasenöffnung mit Yin assoziiert, die rechte Öffnung mit Yang und beide jeweils mit einem der beiden wichtigen Energiekanäle, die zu beiden Seiten der Wirbelsäule verlaufen. Das Ausbalancieren der Energien zwischen männlich und weiblich, solar und lunar, ist die Aufgabe der Wechselatmung.

Die Wechselatmung gibt Dir Energie

Setze Dich entspannt und locker hin. Nimm die rechte Hand und führe sie zu Deiner Nase. Mit dem Daumen der rechten Hand verschließt Du die rechte Nasenseite, im Verlauf mit dem Ringfinger derselben Hand die linke Nasenseite.

1. Verschließe das rechte Nasenloch und atme entspannt durch das linke Nasenloch ein.
2. Verschließe danach das linke Nasenloch und atme über das rechte Nasenloch aus.
3. Halte das linke Nasenloch weiter geschlossen und atme über das rechte Nasenloch ein.
4. Verschließe danach das rechte Nasenloch und atme über das linke Nasenloch aus.
5. Nun ist ein Zyklus abgeschlossen und Du fängst wieder von vorn an.

Gegebenenfalls kannst Du nach jedem Einatmen die Luft kurz anhalten und die »Energie sich verteilen lassen«. Im Laufe der Zeit wird es für Dich zu einer Gewohnheit werden. Ende immer mit dem Ausatmen über das linke Nasenloch. Diese Übung gleicht Deine Gehirnhälften aus und ist geeignet, Dich mit Prana, Lebenskraft, zu versorgen. Idealerweise machst Du die Wechselatmung morgens und abends für je 5–15 Minuten. Du wirst den Unterschied bemerken.

Die Wechselatmung harmonisiert die rechte und die linke Gehirnhälfte und erhöht Deine Lebenskraft (Prana). Sie ist ein einfaches Werkzeug, den Tag energiegeladener zu gestalten.

Die Feueratmung reinigt

Aufbauend auf die vorhergehenden Atemtechniken kommen wir zu einer sehr kraftvollen Atmung: der Feueratmung. Es handelt sich um eine Reinigungsübung aus dem Yoga. Sie hilft die Konzentration zu steigern, verbessert die Durchblutung und regt damit den Stoffwechsel an, sie erhöht die Lungenkapazität, unterstützt die Verdauung und stärkt das Nabelchakra (3. Chakra). Die Feueratmung hat positive Wirkungen bei Ängsten, Nervosität, Traurigkeit oder Verdauungsstörungen.[23, 24]

Wenn Du Anfänger bist, solltest Du die Übung zunächst unter Anleitung durchführen. Um sie richtig zu erlernen, brauchst Du Zeit und Geduld. Gerade am Anfang solltest Du die Übung etwas langsamer ausführen, da Dir sonst schwindelig werden könnte. Sollte Schwindel auftreten, dann unterbreche bitte die Übung.

CAVE: Solltest Du schwanger sein, unter erhöhtem Blutdruck, Epilepsie, chronischen Lungenerkrankungen oder Störungen des Herz-Kreislauf-Systems leiden, dann solltest Du diese Übung nicht durchführen.

Die Feueratmung ist eine kraftvolle Reinigungsübung, die viele positive Wirkungen auf den Organismus hat und stark energetisierend wirkt.

Idealerweise führt man die Feueratmung im Lotussitz aus. Du kannst aber auch eine andere bequeme Sitzposition einnehmen.

1. Atme über die Nase tief ein und fülle die Lungen fast komplett.
2. Atme stoßweise über die Nase aus und ziehe dabei den Bauchnabel kurz kraftvoll ein. Je nach Übungsstand kann man die Übung schneller und länger machen.
3. Zum Schluss komplett ausatmen. Danach beginnt die Übung von vorn.

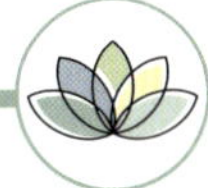

ZENTRALE GEDANKEN:

ATEM – THE ART OF BREATHING

- Durch Stress, Ärger oder Wut wird unser Atem oberflächlich und unruhig.
- Atemkontrolle ist ein wesentlicher Bestandteil im Rahmen von Heilungsprozessen.
- Die tiefe Bauchatmung ist gesundheitsfördernd.
- Barfußlaufen auf der Erde und dabei tief und gleichmäßig atmen harmonisiert.
- Regelmäßig angewandte Wechselatmung gleicht die beiden Gehirnhälften aus.
- Die Feueratmung ist eine kraftvolle Reinigungsübung, die viele gesundheitsfördernde Effekte hat.

ERFAHRUNGSBERICHT

JUTTA: »ATMUNG IN DER KRISE«

» Als Yogatherapeutin durfte ich in der schwierigen Corona-Zeit den Atem unbewusst und bewusst sehr unterschiedlich in mir wahrnehmen. Zweimal betroffen durch den Corona-Lockdown durfte ich meine geliebten Yogakurse nicht mehr unterrichten und kam dadurch in organisatorische und wirtschaftliche Schwierigkeiten.

Diese Belastung verselbständigte sich zeitweise so sehr, dass ich mein Gedankenkarussell nicht stoppen konnte. Meinen Atem auch nicht und ich begann zu hyperventilieren. Mein Atem wurde kurz, schnell und hektisch. Ich hatte das Gefühl, nur bis zum Hals atmen zu können. Das geschah dann auch panikartig, während eines Telefonats mit Dr. Rudolf. Er erinnerte mich sofort daran, tief in den Bauch zu atmen. Ich trank zwei Gläser Wasser und atmete dann bewusst und tief in den Bauch ein und aus. Mein Atem wurde länger und ruhiger. Zusätzlich achtete ich auch darauf, etwas länger aus- als einzuatmen. Altes, Verbrauchtes konnte mich verlassen und neue, frische Atemenergie kam in mich hinein. Nach kurzer Zeit dieser bewussten, tiefen Bauchatmung waren Atem und Geist wieder ruhig!

Um noch tiefer in die Ruhe und Gelassenheit zu kommen, übte ich anschließend noch drei Minuten Wechselatmung. Beide Gehirnhälften, beide Körperhälften kamen so in Ruhe und Harmonie. Ein Gelassenheitsgefühl, Gleichmut stellten sich ein und somit auch wieder Geistes- und Gedankenruhe. «

Wer sich mit der Atmung weiter beschäftigen möchte, dem empfehle ich *Soma, Verjüngung und Unsterblichkeit* von Dr. David Frawley[24] und *Das chinesische Gesundheitsbuch* von Daniel Ried[23].

Schlaf – ein Rätsel der Wissenschaft

> *Wir sind dazu geboren, zu träumen*
> *und die Dinge zu tun, von denen wir träumen.*
>
> Nicola Yoon, jamaikanisch-amerikanische Autorin

Erholsamer Schlaf ist wichtig für unsere Gesundheit. Daran gibt es keinen Zweifel. Der Wissenschaft ist bis heute allerdings unklar, was der Schlaf eigentlich bewirkt. Klar ist lediglich, dass sich unser Körper von psychischen und physischen Anstrengungen des Tages erholen kann. Voraussetzung dafür ist eine ausreichende Schlafzeit und ein natürlicher Schlafrhythmus. Spannende Forschungsergebnisse konnten dabei einen Zusammenhang zwischen Adipositas (Fettleibigkeit) und dem Schlaf feststellen. Die den Appetit regulierenden Hormone Ghrelin und Leptin kommen durch Schlafmangel aus dem Gleichgewicht.

Der Hypothalamus, ein Anteil in unserem Gehirn, dient beim Schlafen als eine Art »Schlafschalter«. Die Anzahl der Zellen in diesem Bereich nimmt im Alter ab, weswegen ältere Menschen im Schnitt eine Stunde weniger schlafen als Zwanzigjährige.

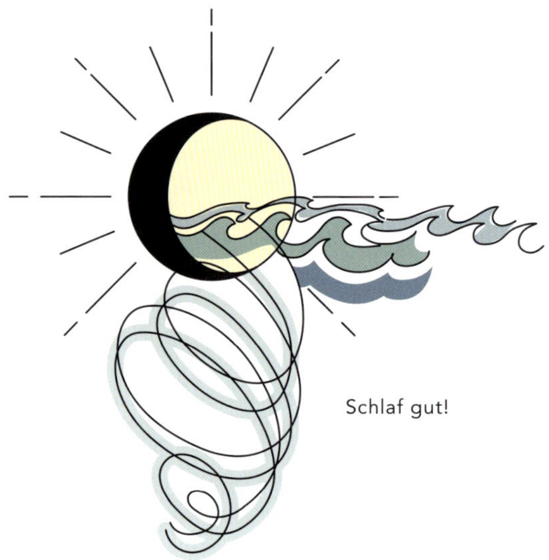

Einen Teil des Schlafens verbringen wir mit Träumen. Diese sogenannte REM-Phase (rapid eye movement) scheint auch bei schöpferischen Aktivitäten wichtig zu sein. So wurden Träumen die Entstehung des Beatles-Songs *Yesterday* (Paul McCartney), die Erfindung der Nähmaschine (Elias Howe) und die Strukturformel des Kohlenstoffs und des Benzols (August Kekule) zugeschrieben.

Schlafmangel wird mit vielen Erkrankungen wie erhöhtem Blutdruck, Schlaganfall oder Alzheimer-Erkrankung in Zusammenhang gebracht.[25]

Generelle Empfehlungen:

- Gewöhne Dir einen geregelten Ablauf an. Gehe zur gleichen Zeit ins Bett und stehe zur gleichen Zeit wieder auf.
- Entferne den Fernseher aus Deinem Schlafzimmer. → Im Schlafzimmer wird nur geschlafen.

- Vermeide, vor dem Schlafengehen fernzusehen.
- Mache vor dem Schlafengehen einen entspannten Spaziergang.
- Beschäftige Dich nicht mehr mit schwierigen »geistigen Problemen«.
- Trinke keinen Alkohol.
- Mache ggf. eine kognitive Verhaltenstherapie.

Räumliche Aspekte:

- Dunkle Dein Schlafzimmer komplett ab. Sollte dieses nicht möglich sein, so nutze eine Schlafmaske.
- In Deinem Schlafzimmer sollte es leise sein. Ggf. nutze Ohropax oder Ähnliches.
- Das Schlafzimmer darf nicht zu warm sein. Idealerweise schläft man bei geöffnetem Fenster.

Essen und Schlafen:

- Trinke vor dem Schlafengehen ein Glas warme Mandelmilch. Diese enthält viel Calcium, das die Bildung von Melatonin fördert. Hierbei handelt es sich um unser »Schlafhormon«.
- Ab 18/19 Uhr nichts mehr essen.
- Nutze Kräuter, um den Schlaf erholsamer zu machen (z. B. Kamille, Baldrian, Hopfen, Lavendel).
- Drei bis vier Stunden vor dem Zubettgehen keine koffeinhaltigen Getränke zu sich nehmen.
- Hilfreiche schlaffördernde Nahrungsmittel sind: Pekanüsse, Bananen, Grapefruit, Pastinaken, Honig und Sojabohnen.[23]
- Ggf. Therapieversuch mit Magnesium, Melatonin, Phenibut oder L-Theanin.

ZENTRALE GEDANKEN:

SCHLAF – EIN RÄTSEL DER WISSENSCHAFT

- Schlaf ist wichtig für unsere Gesundheit.
- Ein geregelter Rhythmus ist essenziell.
- Dunkle Deinen Schlafraum ab, es sollte leise sein und der Fernseher bleibt draußen.
- Keine aufregenden Dinge mehr vor dem Schlafengehen, lieber ein kleiner Spaziergang.
- Kein Koffein oder Alkohol.
- Keine schweren Speisen am Abend.
- Nutze pflanzliche Stoffe als Einschlafhilfen.
- Ggf. kognitive Verhaltenstherapie.

Ernährung radikal verändern – ist Eigen- und Nächstenliebe

> *Lass Deine Nahrung Deine Medizin sein und Medizin Deine Nahrung.*
>
> Hippokrates, griechischer Arzt und Lehrer (460–370 v. Chr.)

Hast Du mit Deinem Arzt schon einmal über Deine Ernährung gesprochen oder wurdest von ihm darauf hingewiesen? Ich vermute eher nicht. Im Rahmen meiner medizinischen Ausbildung kam sie de facto nicht vor.

Viele ärztliche Kollegen glauben immer noch, dass ein Vegetarier Calcium nur über die Milch (anstatt z. B. auch über Blattgemüse) und sein Eisen aus rotem Fleisch (anstatt z. B. auch über Bohnen oder Algen) bekommen muss. Würden Mediziner sich erheblich mehr Wissen über Ernährung aneignen, so würden sie erkennen, dass man ist, was »man isst«.

Der Körper nutzt die Nahrung, um daraus seine Zellen aufzubauen. Je nach Angebot kann der Körper die Stoffe nutzen, um gesunde und widerstandsfähige Zellen zu produzieren, oder er muss sich mit den Schadstoffen und negativen Auswirkungen der Nahrung beschäftigen. So wurde auch nachgewiesen, dass eine radikale Umstellung der Ernährung bei Krebspatienten die Remission unterstützte.

Stelle Dir bitte einmal vor, dass Du einem vierjährigen Mädchen einen Kaffee gibst. Nach einigen Minuten hättest Du sicherlich keinen Zweifel mehr daran, dass das, was wir essen und trinken, unseren Körper direkt beeinflusst. Erfreulicherweise können wir jeden Tag eine bewusste Entscheidung dazu treffen!

Aus meiner persönlichen Sicht sind dabei folgende Punkte, auf die ich im weiteren Verlauf noch genauer eingehen werde, besonders wichtig:

- Kein Zucker
- Kein Fleisch
- Keine Milchprodukte
- Keine verarbeiteten Nahrungsmittel
- Kein oder wenig Alkohol

Lasse den Zucker weg

Prinzipiell muss man die Kohlenhydrate unterteilen. Es gibt die vollwertigen oder komplexen Kohlenhydrate, die unbedingt zu empfehlen sind. Dazu zählen beispielsweise Kartoffeln, Hülsenfrüchte, Obst und Gemüse sowie Getreide und (ungeschälter) Reis. Demgegenüber stehen die raffinierten und damit wertlosen und gefährlichen Kohlenhydrate wie weißer und brauner Zucker sowie Weißmehlprodukte.

Wissenschaftlich besteht ein deutlicher Zusammenhang zwischen Glucose und Krebs. Im Körper bereits vorhandene Krebszellen können das 10- bis 50-Fache der Menge an Glucose aufnehmen im Vergleich zu einer gesunden Zelle.[26,27] Es ist daher gerade für Tumorpatienten essenziell, dass sie die Tumorzellen nicht mit Glucose »füttern« und somit radikal auf Zucker verzichten! Die Drosselung der Zuckermenge ist daher ein wichtiger Schritt, um Tumorzellen »auszuhungern«. Zusätzlich fördern die raffinierten Kohlenhydrate die Entstehung von Typ-2-Diabetes[28] und Dickdarmkrebs[29].

Was vermutest Du, wie viel Teelöffel Zucker ein amerikanischer Durchschnittsbürger täglich zu sich nimmt? 22 Teelöffel[30]! Laut Statistik des Bundesamtes für Ernährung und Landwirtschaft belief sich 2017/2018 der durchschnittliche Zuckerverbrauch pro Kopf in Deutschland auf durchschnittlich 34,8 kg/Jahr![31]

Vollwertige Kohlenhydrate sind demgegenüber in der Lage, Krebs, Herzprobleme und viele andere Erkrankungen zu vermeiden. Industrialisierte Nahrungsmittel stellen somit ein massives Gesundheitsproblem dar. Raffinierung tötet die lebenswichtigen Inhaltsstoffe und macht uns krank.

Raffinierte Kohlenhydrate sind wertlos und gefährlich. Sie können das Risiko erhöhen, an Krebs und Diabetes zu erkranken. Vollwertige Kohlenhydrate wie Obst, Gemüse oder Kartoffeln fördern unsere Gesundheit.

Verzichte auf Fleisch

Ich werde an dieser Stelle nur kurz auf die ethischen und ökologischen Aspekte eingehen. Wer hier tiefer einsteigen möchte, dem empfehle ich das Buch *Peacefood* von Rüdiger Dahlke[32].

Wie werden die meisten Nutztiere in Deutschland gehalten? Wie sind die Bedingungen in unseren Schlachthöfen? Wieso sind solche tiefen Preise für Würstchen und Schnitzel möglich? Wer sich mit diesen Fragen beschäftigt, wird irgendwann feststellen, dass sicherlich »am Tier gespart« wird. Schlechte Tierhaltung, unerträgliches Leid der Tiere und die Betrachtung dieser Lebewesen als Sache, die zu optimieren ist in der Herstellung und Verarbeitung. Das heißt, die Tiere leiden, werden gequält und unter unvorstellbaren Bedingungen gehalten. Wenn der Tag der Schlachtung kommt, dann werden die Tiere unruhig. Sie »bekommen es mit«, dass sie nun getötet werden. Daraufhin schüttet ihr Körper eine Unmenge an Stresshormonen aus wie Adrenalin, Cortison etc.

Und diese landet dann auf den Tellern der Bürger und gelangt in deren Körper. Wir essen sozusagen das Leid, die Qualen und den Stress! Der durchschnittliche Bürger der westlichen Welt verspeist während seines Lebens um die 20 000 Tiere.[32] Von 100 Tieren kommen 98 aus der Massentierhaltung und haben nie wirklich gelebt.[32]

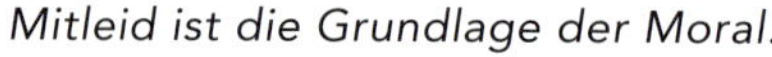

Mitleid ist die Grundlage der Moral.

Arthur Schopenhauer, deutscher Philosoph und Hochschullehrer (1788–1860)

Kommen wir zum medizinischen Aspekt:

- Zahlreiche Studien belegen, dass regelmäßiger Konsum von Fleisch, vor allem rotem Fleisch, mit verschiedensten Krebsarten in Verbindung gebracht werden kann.[33-36]
- Zwei Portionen Fleisch pro Tag erhöhen das Risiko von wiederkehrendem Brustkrebs bei Frauen auf das Vierfache.[37]
- Es gibt einen deutlichen Zusammenhang zwischen Verzehr von tierischem Protein und Herz-Kreislauf-Erkrankungen und Schlaganfällen.[29, 81]
- Fleischkonsum führt zu einem Anstieg der Cholesterinwerte, womit auch die Gefahr steigt, an vielen Zivilisationskrankheiten zu erkranken.[29]
- Fleischesser leiden deutlich häufiger unter Verstopfung.[29]
- Durch die Massentierhaltung und die dabei übliche Verwendung von Antibiotika ist die Allergierate von 8 auf 40% angestiegen, und die Antibiotikaresistenz ist ein immer drängenderes Problem auch in Krankenhäusern.[32]
- Fleisch enthält 14-mal mehr Pestizide als pflanzliche Nahrungsmittel.

Einige von Euch mögen nun einwenden, dass sie Sorge haben, sobald sie auf Fleisch verzichten, unter einem Mangel an bestimmten Stoffen zu leiden. Doch vielmehr besteht bei Fleischessern die Gefahr, dass sie, durch die Protein- und Fettmast, an all den genannten Krankheiten erkranken könnten. Weiterhin könnte darüber hinaus ein Vitamin-B-,

Vitamin-C- und Folsäuremangel durch den Mangel an Ballaststoffen entstehen.

Bei Vegetariern ist, bei einer ausgewogenen pflanzlichen Ernährung, ein Eisenmangel nicht zu erwarten. Demgegenüber müssen wir uns um die Fleischesser Sorgen machen, da ihre Eisenspeicher meistens übervoll sind und, wie sich gezeigt hat, die Herzinfarktrate sich damit verdoppelt.[38] Auch das Risiko, einen Schlaganfall zu bekommen, ist erhöht.[81]

Obst und Gemüse versorgen den Körper mit allen lebenswichtigen Stoffen wie Mineralien, Vitaminen, Kohlenhydraten, Ballaststoffen, Proteinen, Glucose und gesunden Fetten. Unzählige Studien haben bereits gezeigt, dass ein hoher Verzehr von Obst und Gemüse hilft, Krebserkrankungen vorzubeugen.[39, 40] Eine beeindruckende Studie mit 1500 Frauen, die an Brustkrebs erkrankt waren, konnte zeigen, dass Frauen, die fünfmal täglich Obst und Gemüse aßen und sechsmal mindestens 30 Minuten Sport in der Woche trieben, eine 50 % niedrigere Sterberate hatten, im Vergleich zu denen, die dieses nicht taten.[41]

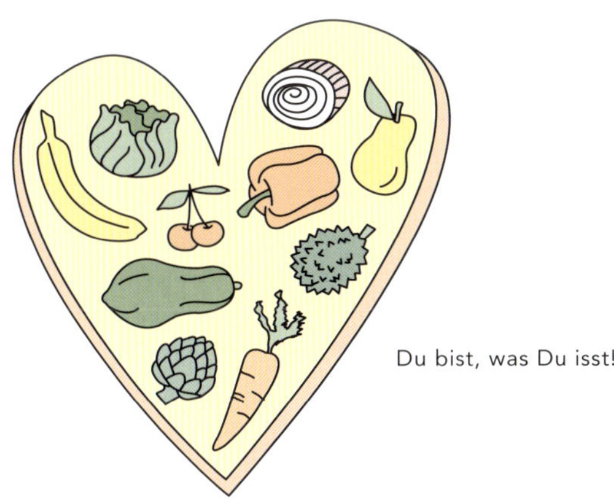

Du bist, was Du isst!

Bestimmte Früchte und Gemüsesorten können die Bekämpfung von Krebs unterstützen, wie Brokkoli, Blumenkohl, Weißkohl, Zwiebeln, Knoblauch, Schalotten und rote Beeren. Kohl enthält Nährstoffe, die das Wachstum von Krebszellen eindämmen können[42], der Bildung von Metastasen vorbeugen[43] und die sogar zum Absterben von Krebszellen führen können.[44]

Die verschiedenen Farben von Obst und Gemüse repräsentieren jeweils andere Nährstoffe. Um alle gesundheitsfördernden Nährstoffe zu nutzen, solltest Du daher möglichst bunt mischen. Esse von den »Farben des Regenbogens«. Die wirksamen Stoffe im Gemüse und Obst nennt man Antioxidantien.

Hier eine Auswahl an den verschiedenen Antioxidantien:

- Vitamin C: Zitronen, Orangen, Johannisbeeren, Kiwis, Paprika, Tomaten und Kartoffeln
- Vitamin E: Sojaöl, Nüsse, Maisöl, Sonnenblumenkerne und Mandeln
- Carotinoide: Aprikosen, Brokkoli, Grünkohl, Karotten, Pfirsiche und Spinat
- Flavonoide: Auberginen, Radieschen, Zwiebeln, Beeren, Äpfel, Pflaumen und Kirschen
- Saponine: Spinat, Bohnen und Erbsen

Fleischkonsum verursacht verschiedenste Erkrankungen wie Tumore, Herz-Kreislauf-Erkrankungen, Herzinfarkte und Schlaganfälle.
Eine ausgewogene pflanzliche vollwertige Ernährung versorgt den Körper optimal mit allen lebenswichtigen Nährstoffen.

Verwende alternative Milchprodukte

Aus meiner Sicht gibt es zwei Gründe, warum wir auf Milchprodukte verzichten sollten. Der erste Grund ist die Tatsache, dass alle Milchprodukte aus Muttermilch produziert werden. Diese beinhaltet verschiedene Hormone und Proteine, die eigentlich für die Aufzucht des Kalbes vorgesehen waren. Wir sind die einzige Spezies, die Muttermilch eines anderen Tieres zu sich nimmt.

Der zweite Grund ist die wissenschaftlich nachgewiesene Tatsache, dass Kasein, das Hauptprotein in Kuhmilch, Krebs verursachen kann. Verschiedene Versuchen an Ratten zeigten, dass die Zufuhr von Kasein Krebs aktivieren kann.[45]

Mit zunehmendem Lebensalter werden Milchprodukte immer gefährlicher. Besonders fördern sie die Entstehung von Prostatakarzinom. Weiterhin lassen sich in vielen Milchprodukten ungesunde Chemikalien nachweisen und sie enthalten 5,5-mal mehr Pestizide als pflanzliche Nahrungsmittel.[46] Auf der anderen Seite besitzen sie keine Nährstoffe, die wir nicht auch auf andere Art und Weise zu uns nehmen können – so Calcium über Steckrüben und Blattgemüse, Proteine über Bohnen und Nüsse.

Milchprodukte sind als krebsfördernd anzusehen. Mit zunehmendem Lebensalter werden sie immer gefährlicher. Alternativen sind Reis-, Hafer- und Mandelmilch.

ZENTRALE GEDANKEN:

ERNÄHRUNG RADIKAL VERÄNDERN – IST EIGEN- UND FREMDLIEBE

- Triff bewusst eine Entscheidung über Deine Essgewohnheiten.
- Ich empfehle Dir aus gesundheitlichen Gründen folgende Nahrungsmittel zu meiden: Zucker, Fleisch, Milchprodukte und industriell verarbeitete Nahrungsmittel.
- Trinke wenig oder keinen Alkohol.
- Vollwertige Kohlenhydrate wie Obst, Gemüse oder Kartoffeln fördern Deine Gesundheit.
- Eine ausgewogene, pflanzlich vollwertige Ernährung versorgt den Körper optimal mit allen lebenswichtigen Nährstoffen.
- Trinke ausreichend Flüssigkeit, vorzugsweise stilles Wasser.

Fasten – entgiftet Körper, Seele und Geist

Vor einiger Zeit kam eine langjährige Patientin zu mir in die Sprechstunde. Sie ist an Multipler Sklerose erkrankt. Hierbei handelt es sich um eine chronisch entzündliche Erkrankung des zentralen Nervensystems. Sie leidet nahezu permanent unter neurologischen Ausfällen wie Erschöpfung (Fatigue), Missempfindungen und Schmerzen. Ohne Rücksprache mit mir führte sie in Eigenregie eine Fastenzeit durch. Sie erzählte mir bei unserem Gespräch, dass sie während dieser Zeit keine Beschwerden hatte. Ohne ihre Ess- und Verhaltensgewohnheiten jedoch zu verändern, kehrte sie nach dieser Periode in ihr altes Essverhalten zurück – und ihre Beschwerden kamen wieder. Wenn eine Fastenzeit geeignet ist, eine chronisch erkrankte Frau symptomfrei werden zu lassen, sollten wir uns einmal damit beschäftigen. Oder was meinst Du?

> *Fasten macht bewusster.*
> *Es unterbricht unsere Verhaltensmuster.*
>
> Francoise Wilhelmi de Toledo, schweizer Ärztin und Fastenexpertin (geb. 1953)

Fasten ist seit Jahrhunderten bekannt. Schon Galenus, einer der Mitbegründer der heutigen Medizin, sagte: »Die Seele wird durch zu viel Fett, wird durch zu viel Blut und Fett erstickt und ist dann nicht fähig, göttliche und himmlische Dinge einzusetzen und zu beurteilen.« Fastenkuren wurden von vielen berühmten Ärzten wie Paracelsus, Hippokrates oder Avicenna eingesetzt, und diese jahrtausendealte Tradition zielt darauf ab, Körper, Geist und Seele zu reinigen.

Zu bedenken ist auch hier der Bewusstwerdungsprozess während der Fastenperiode. Im wahrsten Sinne des Wortes konsumieren wir ohne Ende in unserer überladenen Zeit. Und ich meine nicht nur Nahrungsmittel! Daher bietet eine Fastenzeit die Möglichkeit, sich des Überflusses bewusst zu werden und sich auf das Wesentliche zu reduzieren.

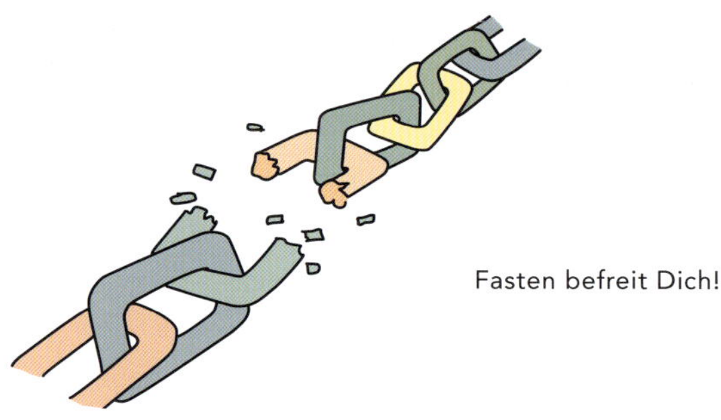

Fasten befreit Dich!

Diese Zeit ist geeignet, Einstellungen zu überdenken und zu »entrümpeln«. Es bietet sich daher an, und es wird eine viel tiefgreifende Wirkung haben, die Fastenzeit mit Begleitmaßnahmen wie Meditation, Achtsamkeitsübungen bis hin zu Psychotherapie zu kombinieren. Hierdurch wird noch einmal herausgestellt, dass der Einzelne für sich verantwortlich ist. Welche Nahrungsmittel nimmt er üblicherweise zu sich? Wie sieht es mit der Eigenliebe aus und wie definiert er sich als Person? Somit kann die Fastenzeit als eine Zeit gesehen werden, in der Weichen in eine neue Zukunft gestellt werden. Daher ist Fastenzeit auch Bewusstseinsarbeit.

Spirituell kann man Hunger auch als Suchen nach Sinnhaftigkeit im Leben deuten. Jemand, der unter Fettsucht leidet, sucht verzweifelt diesen Sinn. Die Sinnsuche kann solchen Menschen helfen, die Lebensziele neu zu definieren. Diese geistig-seelische Dimension sollte unbedingt Beachtung finden während der Entschlackungszeit.

Wer darf fasten?

Grundsätzlich kann jede Person fasten. Menschen mit niedrigem Blutdruck, Stoffwechselerkrankungen, chronischen Erkrankungen oder Krebserkrankungen sollten aber vorher unbedingt mit ihrem Arzt sprechen. Menschen mit Essstörungen oder Untergewicht sollten eher nicht fasten, ebenso wenig schwangere oder stillende Frauen.

Fasten sollten alle Personen, die übergewichtig sind. Extrem wichtig ist bei dieser Personengruppe, dass sie zusätzlich die seelisch-psychischen Muster, die hinter dem Übergewicht stehen, bearbeiten. Im Idealfall mit psychotherapeutischer Begleitung.

Wann solltest Du fasten?

Du solltest eine Fastenzeit einlegen, wenn Du für die genannten Prozesse Zeit hast. Wenn die äußeren Umstände Dir keine Zeit für Stille und Kontemplation ermöglichen, wirst Du nur bedingt von dieser Entgiftungszeit profitieren.

Definiert man Fasten auch als Neuanfang für eine neue Lebensphase, so bietet sich der Frühling hierfür an. Im Frühling verabschiedet sich die dunkle Jahreszeit und neues Leben zeigt sich überall. Auch die zunehmende Wärme wird den Fastenden unterstützen. Die Zeit sollte aber jeder für sich selbst wählen. Gehe in die Stille mit Deiner Aufmerksamkeit und frage Dich, welche Zeit Dir am besten entspricht. Deine innere Weisheit hat intuitiv die richtige Antwort! Aber auch die Herbstzeit könnte ein idealer Zeitpunkt zum Fasten sein. Sie lädt zum Innehalten und zum Loslassen von »Altem« ein.

Wo sollte man fasten?

Menschen mit schwerwiegenden Erkrankungen sollten in Fastenkliniken unter ärztlicher Anleitung und Aufsicht fasten. Alle anderen können zu Hause fasten, ggf. nach Rücksprache mit einem Arzt. Auch Gruppen sind gut geeignet, da man durch den Austausch mit anderen Gleichgesinnten über Fastenkrisen hinwegkommen kann. Sollte man zu Hause fasten, so muss gewährleistet sein, dass man die Möglichkeit hat, sich zurückzuziehen. Dieses muss im Vorfeld mit dem Partner oder der Familie besprochen werden. Hilfreich ist, den Urlaub zum Fasten zu nutzen. Alternativ können die Wochenenden den Einstieg in die Fastenzeit ermöglichen.

Was passiert beim Fasten?

Insgesamt wird ein heilsamer biochemischer Effekt im Körper durch Fasten angestoßen. Der Fett- und Kohlenhydratstoffwechsel verbessert sich. Entzündungshemmende Stoffe werden ausgeschüttet.[47] Bereits nach vier Tagen Fasten regeneriert sich unser Immunsystem zu 40 %.[48] Der Darm hat die Möglichkeit, seine Darmflora zu regenerieren, und kann auf diese Weise das Mikrobiom (hier: Darmbakterien) nachhaltig unterstützen.

Wie geht Intervallfasten?

16 : 8-METHODE:

Diese besagt, dass man 8 Stunden essen kann und danach 16 Stunden nichts mehr isst. Man hat dadurch 16 Fastenstunden. Man lässt bei dieser Methode entweder das Frühstück oder die Spätmahlzeit ausfallen. Zu empfehlen ist es, die Abendmahlzeit ausfallen zu lassen, da der Körper dann in der Nacht weniger mit der Verdauung zu tun hat.

5 : 2-METHODE:

Diese besagt, dass man sich an 5 Tagen in der Woche wie gewohnt ernährt. An 2 Tagen fastet man bzw. wird die Nahrungszufuhr bei Frauen auf 500–800, bei Männern auf 600–800 Kalorien reduziert.

Während man beim klassischen Heilfasten mehrere Tage auf Nahrung verzichtet, so stellt man beim Intervallfasten (oder intermittierendem Fasten) das Essen für einige Stunden ein. Man verzichtet nicht auf das Essen, sondern hält längere Essenspausen ein.

Achtung: Während beider Varianten solltest Du viel trinken. Nur kalorienfreie Getränke wie Wasser, Tees oder Gemüsebrühe. Schwarzen Kaffee (ohne Zucker!) in Maßen.

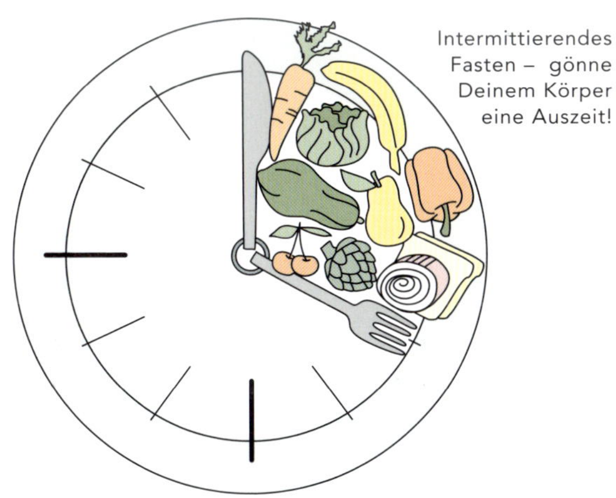

Intermittierendes Fasten – gönne Deinem Körper eine Auszeit!

Die 16 : 8-Methode kannst Du unbegrenzt durchführen. Auch sportliche Aktivitäten kannst Du ohne Einschränkungen durchführen. Natürlich nur, wenn Du gesund bist.

Wenn Du länger fasten willst ...

Starten sollte man mit einem Obsttag. Dadurch kann der Organismus sich bereits umstellen. Auch psychisch »läutet« man so eine neue Periode ein. Der Obsttag ist gut für den Darm, da so als Letztes ballaststoffreiche Stoffe verbleiben.

Der erste Fastentag sollte unterstützt werden mit einer Darmentleerung. Sollte der natürliche Stuhlgang ausbleiben, so solltest Du Einläufe durchführen. Für weitere Informationen zur Methode der Darmentleerung verweise ich auf die entsprechende Literatur.[47]

Trinken ist während aller Fastentage wichtig. Mindestens 2–2,5 Liter Flüssigkeit solltest Du in Form von Wasser, Tees, Säften oder Gemüsebrühe zu Dir nehmen. Wenn Du keine Herz- oder Nierenprobleme hast, kannst Du eigentlich nicht zu viel trinken. Gegebenenfalls kann man dem Tee 1- bis 2-mal täglich einen Teelöffel Honig zufügen.

Welche Probleme beim Fasten auftreten können

- Kopfschmerzen: Durch die Entgiftungsprozesse kann es zu Kopfschmerzen kommen. Wenn jemand regelmäßig Kaffee oder schwarzen Tee trinkt, ist die Wahrscheinlichkeit höher. Die beste Möglichkeit ist viel zu trinken. In der Regel werden die Kopfschmerzen dadurch schon deutlich milder. Als nichtmedikamentöse Optionen stehen noch ansteigende Fußbäder, Einläufe oder Glaubern zur Verfügung. Hilft das nicht, so empfehle ich eine homöopathische Behandlung.

- Schlafstörungen: Diese können natürlicherweise auftreten, da ja nicht nur körperliche, sondern auch seelische Reinigungsprozesse stattfinden. Dadurch können »Themen« an die Oberfläche gelangen, die Dich daran hindern könnten zu schlafen. Als Erstes solltest Du es annehmen, dass es so ist. Gehe nicht in den Widerstand. Lass es zu. Manchmal reicht diese Geisteshaltung schon aus, dass der Schlaf von selbst kommt. Solltest Du nicht schlafen können, weil Du hungrig bist, dann empfehle ich Dir, etwas zu trinken. Achte auf eine angenehme Raumtemperatur in Deinem Schlafzimmer – im Idealfall schläfst Du mit geöffnetem Fenster. Vermeide am Abend »aufwühlende« Gespräche oder Fernsehsendungen. Mache stattdessen lieber einen Spaziergang, leichte körperliche Übungen oder aufsteigende Fußbäder. Achte stets darauf, nicht mit kalten Füßen ins Bett zu gehen. Gegebenenfalls machst Du Dir eine Wärmflasche. Folgende Mittel könnten Dir zusätzlich helfen: Johanniskrauttee, Haferstrohtee, Kamillentee, Schlafmützchentee oder Lavendeltee. Ideal ist auch ein Glas heißes Wasser mit etwas Kurkuma und Honig.
- Kreislaufprobleme: Diese können auftreten und sind kein Grund zur Sorge. Schwindel entsteht meistens, wenn man zu schnell aus dem Bett aufsteht. Hieraus ergibt sich schon die erste Empfehlung. Setze Dich langsam auf und gebe Deinem Kreislauf Zeit, sich auf die Situation einzustellen. Falls dieses nicht reicht, könntest Du noch im Bett in liegender Position die Ohrläppchen massieren, bis Du eine Wärme in dem Bereich verspürst. Da im Ohrläppchen Reflexzonen liegen, stimulierst Du damit auch Deinen Kreislauf. Alternativ könntest Du auch auf dem Rücken liegend die Beine nach oben strecken und mit den Beinen »Fahrrad fahren«.

- Übelkeit und Erbrechen: Vorwiegend am zweiten oder dritten Tag kann Übelkeit auftreten. Sollte es zum Erbrechen kommen, sollte es Dich nicht beunruhigen. Sehe es als Versuch des Körpers an, an alten Strukturen festzuhalten. Er möchte Dich doch noch zum Umkehren bewegen. Zunächst solltest Du auch hier viel trinken. Manchmal reicht dieses schon aus. Kannst Du wegen der Übelkeit nicht trinken, dann könntest Du einen Einlauf machen. Dann trinkst Du »von hinten«. Alternativen sind Ingwertee mit Honig, Kartoffelsaft oder wenige Schlucke Cola. Sollten diese Maßnahmen nicht helfen, empfehle ich eine homöopathische Behandlung.

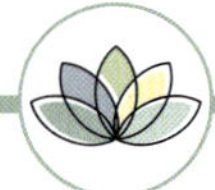

ZENTRALE GEDANKEN:

FASTEN – ENTGIFTET KÖRPER, SEELE UND GEIST

- Fasten ist eine Heilmethode.
- Sie ist für fast alle geeignet, außer für Schwangere, Stillende oder Magersüchtige.
- Im Zweifel sollte ein Arzt befragt werden.
- Fasten sollte sowohl den psychischen als auch den physischen Bereich berücksichtigen.
- Intervallfasten ist eine alltagstaugliche Möglichkeit für den »Einstieg«.
- Fastenkuren sorgen für Entgiftungen im Körper und stabilisieren das Immunsystem.

ERFAHRUNGSBERICHT

NICOLE: »MEIN FASTEN UND MEINE MS«

» Nachdem es mir Anfang des letzten Jahres nach einem heftigen grippalen Infekt, dem sich ein MS-Schub angeschlossen hat, nicht so gut ging und ich mittlerweile eine Gehhilfe zur Fortbewegung benötigte, habe ich mich entschlossen, eine Heilfastenkur einzulegen. Entschieden habe ich mich für das Fasten nach Buchinger.

Nachdem die ersten zwei Tage mit leichten Kopfschmerzen und relativ großer Müdigkeit überstanden waren, ging es von Tag zu Tag bergauf. In mir erwachte eine unsagbare Kraft, die es mir ermöglichte, lange liegen gebliebene Tätigkeiten wiederaufzunehmen bzw. zu erledigen. Meine Gangprobleme, Konzentrationsschwierigkeiten sowie Gleichgewichtsstörungen besserten sich von Tag zu Tag und waren schlussendlich verschwunden.

Mit einem Gefühl wie neugeboren habe ich nach 22 Tagen das Heilfasten beendet und bin dann in den Modus 16 : 8-Intervallfasten übergegangen. Mir ging es nach dem Fasten und mit dieser Ernährungsform den Sommer über gut. Nachdem sich immer mehr »Lücken« und alte Gewohnheiten in meinen Tagesplan eingeschlichen hatten, ging es ab Oktober zusehends wieder schlechter.

Zunächst erst einmal in der Theorie habe ich mich dann mal wieder ausgiebig mit der Thematik Ernährung beschäftigt. Kurzerhand habe ich mich entschlossen, Ende November erneut eine Heilfastenkur durchzuführen. Diesmal ging es mir vom ersten Tag an sehr, sehr gut. Die ursprüngliche Kraft kehrte sehr schnell in meinen Körper zurück und ich strotze nur so voller Tatendrang und konnte mit »links« die ganzen Weihnachtsvorbereitungen erledigen.

Nach 19 Tagen habe ich diese Fastenkur topfit beendet, bin wieder in den 16 : 8-Intervallfasten-Modus übergegangen und verzichte seitdem auf Kuhmilchprodukte sowie weißen Zucker, was mir sehr gut bekommt.

Waldtherapie – Natur heilt

> *Das Blatt eines jeden Baumes trägt*
> *eine Botschaft aus der unsichtbaren Welt.*
> *Und sieh, jedes fallende Blatt ist ein Segen.*
>
> Rumi, persischer Mystiker und Dichter (1207–1273)

Nun ist der Moment gekommen, einmal innezuhalten. Tief durchzuatmen. Am besten im Wald.

Ich lade Dich ein auf eine Gedankenreise. Schließe die Augen und stelle Dir vor, wir beide gehen an den Waldesrand. Dort stehen zwei Hütten. In der ersten Hütte verkauft jemand Vitaminpillen und verspricht eine 1%ige Verbesserung Deiner Immunabwehr. Dafür möchte er 10 Euro von Dir haben.

Auf der gegenüberliegenden Seite ist die andere Hütte. Dort steht: »Steigern Sie Ihr Immunsystem um 50 %!« 50 % – da habe ich mich wohl verlesen. Was soll das sein, das so kompetent ist? Du schaust in Deinem Handy nach. Doch auch bei »Dr. Google« findest Du keine Pille, kein Medikament oder anderes Verfahren, die solche Werte versprechen. Du bist verblüfft und begeistert zugleich. Doch was möchte der gute Mensch dafür haben? Was wärst Du bereit zu zahlen? 10 Euro? 100 Euro oder 1000 Euro? Dann verrät der nette Mensch in der zweiten Hütte, dass es umsonst ist. Jetzt bist Du sprachlos. Eine Steigerung Deines Immunsystems um 50 % und es kostet nichts? Herzlich willkommen in der Waldtherapie. Zieh Deine Wanderschuhe an und folge mir in die Natur. Du kannst auch barfuß laufen.

Schon der berühmte Psychotherapeut Erich Fromm erkannte, dass der Mensch eine tiefe Sehnsucht nach der Natur hat. Da wir aus der Natur kommen, scheint es ein ursprüngliches Bedürfnis zu sein, sich wieder mit der Natur zu verbinden. Die Bewohner des Waldes, Bäume, Sträucher und Pflanzen kommunizieren über chemische Substanzen untereinander. Sobald wir in den Wald gehen, sind wir dieser Kommunikation ausgesetzt und werden somit wieder zu einem Teil der Natur.

Ein bekanntes Beispiel der Pflanzenkommunikation ist das Warnsignal einer Pflanze an ihre Umgebung, sobald sie von einem Schädling angegriffen wird. Die benachbarten Pflanzen bilden daraufhin Abwehrstoffe, um die Schädlinge abzuwehren. So sind inzwischen 2000 Duftstoffe aus 900 Pflanzen bekannt.[49] Die meisten dieser Stoffe gehören zu einer Gruppe, die man Terpene nennt. Man findet sie auch in ätherischen Pflanzenölen. Terpene schützen an heißen Tagen die Bäume vor Sonneneinstrahlungen, warnen andere Pflanzen oder produzieren Gifte, um Schädlinge abzuwehren.

Grundsätzlich ist die Terpen-Konzentration in der Waldluft an heißen Tagen höher als bei kühleren Temperaturen und in der Mitte des Waldes höher als am Waldrand.

Pflanzen kommunizieren untereinander, indem sie Terpene abgeben.

Die Quantenphysik sagt uns, dass alles zusammenhängt. Alles ist mit allem verbunden. Es wird zunehmend klarer, wie der Mensch mit seiner Umwelt verbunden ist. Schauen wir uns an, was das im Kontext mit der Natur für uns bedeutet.

Was Baden im Wald bewirkt

Wir besitzen ein Immunsystem, das uns vor Bakterien, Viren oder anderen Krankheitserregern schützen soll. Bei der Entstehung nahezu jeder Erkrankung spielt es eine wesentliche Rolle. Auch das Immunsystem kommuniziert mit uns dabei wie ein Sinnessystem.[50]

Es gibt bahnbrechende Forschungsergebnisse aus Japan. So geht Japan schon seit Jahrzehnten einen wunderbaren gesundheitsfördernden Weg, indem es die Bevölkerung animiert, in den Wald zu gehen.

Die Japaner nennen das achtsame Verweilen unter Bäumen »Shinrin Yoku«. Dieses bedeutet »Waldbaden«. Darüber hinaus gibt es Naturtherapie wie Parktherapie[51, 52], Holztherapie[53] und Blumen-/Bonsaitherapie[54]. Waldbaden gilt in Japan als anerkannte Methode zur Vorbeugung gegen Krankheiten sowie zur unterstützenden Behandlung von bestehenden Erkrankungen.

Möge Deutschland das alte antiquierte und rigide Gesundheitssystem aufbrechen und diesen Ansätzen folgen. Japan ist sogar so weit gegangen, dass es an Universitäten einen eigenen medizinischen Forschungszweig, die »Waldmedizin«, gegründet hat, um die Effekte des Waldes auf den Menschen zu erforschen.

Sobald Du in den Wald gehst, kommt Dein Immunsystem mit den Terpenen und anderen Stoffen, die durch die Pflanzen gebildet werden, in Kontakt. Wir kennen alle den Effekt, wie wohltuend ein Waldspaziergang ist. Schauen wir uns nun an, ob es für dieses »Wohlgefühl« auch wissenschaftliche Daten gibt. Was sind die Veränderungen, die nachgewiesen werden konnten?

- Die Anzahl der natürlichen Killerzellen steigt.
- Eiweiße (Proteine), die gegen Krebszellen wirken, steigen an.
- Die Killerzellen sind insgesamt wirksamer.

Sobald wir den Wald betreten, atmen wir die gesundheitsfördernden Stoffe, wie die genannten Terpene, über die Lunge ein. Zusätzlich erfolgt die Aufnahme über die Haut. So wurden viele Stoffe unter den Terpenen gefunden, die unser Immunsystem so stark unterstützen, dass sie auch Krebszellen deaktivieren können.[55] Neben der Stärkung des körpereigenen Immunsystems haben diese »coolen« Stoffe aus dem Wald noch einen positiven Effekt auf unser Hormonsystem. Cortison und Adrenalin, unsere Stresshormone, werden gesenkt, was ebenfalls gesundheitsfördernd ist.

Ein Aufenthalt in der Natur beeinflusst aber nicht nur unser Immun- und Hormonsystem positiv.[56] Es zeigten sich auch eindrückliche Effekte in unserem Gehirn. Wir leben in einer Zeit voller Hektik, Zeitdruck und Überforderung. Alles muss schneller, besser und effizienter erledigt werden. Dadurch steigt das »Stressniveau« an, und der Boden für viele, wenn nicht für alle, Zivilisationserkrankungen ist bereitet. Unser sympathisches Nervensystem ist ständig überreizt. So sind psychische Erkrankungen wie Angststörungen und Depression, Herz-Kreislauf-Erkrankungen wie hoher Blutdruck und Herzinfarkt, bis hin zu Krebserkrankungen mit erhöhtem Stressniveau assoziiert.[57] Es wurden viele Studien durchgeführt, die zeigen konnten, wie der Aufenthalt in der Natur stressreduzierend und damit gesundheitsfördernd wirkt.[58] Allein durch den Geruch oder das Berühren eines Stück Holzes konnte eine Stressreduktion erreicht werden.[59, 60]

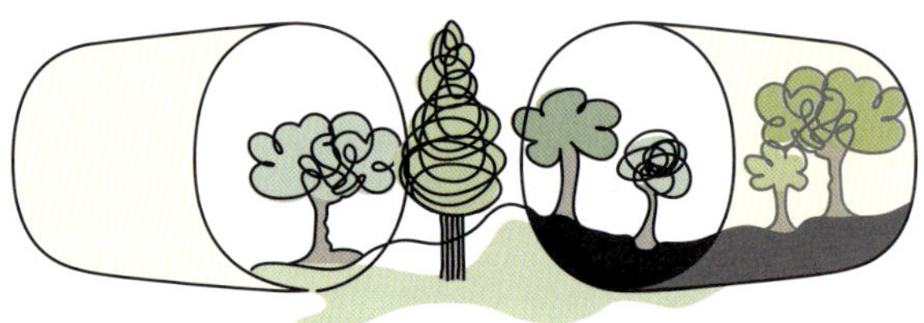

Lasse alle Deine Sinne im Wald baden!

Stelle Dir bitte vor Deinem geistigen Auge einen Teich am Waldesrand vor, eine schöne Blumenwiese, einen üppigen Garten mit Obst und Gemüse, eine Lichtung oder einen Wald mit alten Bäumen mit ausladenden Kronen. Allein die Bilder in Deiner Vorstellungskraft reduzieren schon Dein Stressniveau!

Das Spiel von Licht und Schatten, wenn die Sonne durch die Blätter der Bäume fällt, nennt man im Japanischen »Komorebi«. Die japanischen Wissenschaftler beschreiben den Effekt so, dass Wälder uns über alle fünf Sinne, wie Sehen, Riechen, Hören, Spüren und Schmecken, positiv beeinflussen.

Durch den Aufenthalt im Wald wird unser präfrontaler Cortex im Gehirn[61] ausbalanciert und sorgt somit für eine Stressreduktion. Als Marker für Stress gilt allgemein ein erhöhter Cortisolspiegel. Der Spiegel sinkt allein dadurch, dass wir uns im Wald aufhalten.[58] Zusätzlich schult der Aufenthalt in der Natur unsere Aufmerksamkeit. Man wird achtsamer, und die Konzentrationsfähigkeit nimmt zu.[62, 63]

Hat die Natur noch weitere positive Effekte auf uns? Wenn ich schon so frage! Eine spannende Studie aus der Zeitschrift Science[64] konnte zeigen, dass schon der Ausblick aus einem Krankenzimmer ins Grüne eine postoperative Heilung beschleunigte. Diabetespatienten konnten durch einen Waldspaziergang ihre Blutzuckerwerte senken (ohne Medikamente).[65] Zudem kann ein Aufenthalt in der Natur den Blutdruck und die Herzfrequenz senken.[66]

Ich hoffe, der Ausflug in die Natur hat Dir gefallen.

ZENTRALE GEDANKEN:

WALDTHERAPIE – DIE NATUR HEILT

- Bioaktive Terpene stärken das Immunsystem.
- Durch Aktivierung natürlicher Killerzellen wird der Entstehung von Krebs vorgebeugt bzw. eine Krebserkrankung positiv beeinflusst.
- Durch Reduktion der Stresshormone hat sie einen positiven Effekt auf die psychische Situation.
- Ein Waldspaziergang kann somit eine Behandlung unterstützen.
- Allein der Blick auf einen Baum heilt.
- Nehme Dir eine Auszeit in der Natur, wodurch Dein Körper heilen kann.
- Waldtherapie ist Präventivmedizin.
- Naturtherapie verbessert die Lebensqualität.

ERFAHRUNGSBERICHT

MICHAEL: »KONTAKT MIT MEINEM BAUM«

» Während meines Ausbildungslehrgangs zum Kursleiter Waldbaden hatte ich ein sehr intensives Erlebnis zu diesem Thema. Aus dem vollen Hamsterrad meines Jobs bin ich zu meinem Ausbildungslehrgang angereist. Den Kopf voller Gedanken, das Herz schwer von den Sorgen meines Alltags und voller (Selbst-)Zweifel trat ich den Lehrgang an. Als wir erstmalig den Wald betraten, war es, als öffnete sich ein großer Vorhang. Auf einmal konnte ich wieder frei und tief atmen, meine Gedanken waren wieder klarer und ich fühlte mich geerdet.

Am ersten Tag der Ausbildung waren wir nachmittags genau bei dem Thema »Umarmung eines Baumes« angekommen. Und dann stand er da – mein Baum! Eine Buche wie aus dem Bilderbuch für Waldtherapeuten. Ein knorriger, in sich gedrehter Stamm und eine mächtige Krone mit einem starken Astwerk. Durch sein dichtes Blätterdach drangen die wärmenden Sonnenstrahlen des Spätsommers. Als ich ihn sah, näherte ich mich vorsichtig, voller Ehrfurcht – und gespannt, was jetzt wohl passieren würde. Wir begannen die Einheit mit einer kurzen Meditation und ich nahm Kontakt zu meinem Baum auf. Ich stellte mich frontal an den Stamm und begann, den Baum intensiv zu mustern, schaute an seinem Stamm hoch in die Krone, ertastete dabei seine Rinde und begann seine Kraft zu spüren.

Ich schloss die Augen und lehnte meinen Kopf mit der Stirn an seinen Stamm. Seine Rinde war von einem nächtlichen Regenschauer noch etwas feucht, was meine Sinne noch mehr anregte. Ich konnte ihn riechen, während ich weiter seinen Stamm ertastete. Er roch sehr würzig, eine Mischung aus frischem Moos und modriger Erde. Ich hörte das Rauschen der Blätter im Wind, ferner Vogelgesang und spürte die Luft an seinem Stamm in meine Nasenlöcher dringen; er wollte mich mitnehmen. Meine Hände und meine Arme fingen leicht an zu vibrieren, mir wurde am ganzen Körper heiß, meine Füße begannen zu kribbeln, als wenn ich auf einer Stromplatte stehen würde, meine Knie zitterten. Ich hatte den Eindruck, als wenn ich in den Stamm eintreten und Teil des Baumes werden würde. Ich spürte seine unbändige, langlebige Kraft, seine aufsteigenden Säfte begannen mich nach oben ziehen zu wollen. Anfangs hatte ich etwas Unbehagen. Es war neu, ganz neu und völlig unbekannt und ich versuchte mich dagegen zu wehren, doch ich erlag seiner Kraft.

Ich war weg, ganz weit weg und auf einer sehr kraftvollen Reise zu mir selbst. Ich fühlte mich danach unendlich befreit, leicht und voller Mut. Mein Kopf war klar und mein anfangs schweres Herz war leicht wie eine Feder geworden. Es war ein unbeschreibliches Gefühl; wenn ich heute daran zurückdenke, kommt es zurück. Ich hatte mir einen Anker geworfen. Mit einer innigen Umarmung bedankte ich mich dann. Der Baum wurde mein Begleiter und mein »Seelsorger« für die kommende Woche. Ich hatte eine tolle kraftvolle Woche! ”

ERFAHRUNGSBERICHT

JENS: »IM WALD KAM ICH ZUR RUHE«

„Seit anderthalb Jahren hatte ich Probleme mit plötzlich auftretenden Schwindelanfällen. Zunächst habe ich dieses Problem einfach weggeschoben und versucht zu verdrängen. Die Menschen in meiner Nähe und später auch ich selbst bemerkten zusätzlich eine zunehmende Reizbarkeit. Mit der Zeit traten die Schwindelanfälle immer öfter auf und wurden auch stärker. Zunächst vermutete ich körperliche Ursachen, bis mir Dr. Rudolf nach eingehenden Untersuchungen erklärte, dass Schwindelanfälle und Reizbarkeit stressbedingt sind. Dr. Rudolf hat mir geholfen, eine positive Vision für mich zu entwickeln. Das hat mir ermöglicht, wieder in ein persönliches Gleichgewicht zu kommen, sodass ich insgesamt ruhiger wurde und die Schwindelanfälle deutlich nachließen.

Ich bin schon immer ein sehr naturverbundener Mensch gewesen und wohnte in einer waldreichen Region. Die Wälder befanden sich sozusagen vor meiner Haustür, und ich habe mich schon immer besonders in diesen umliegenden Wäldern wohl gefühlt. Daher war es naheliegend, dass der Wunsch nach Naturerlebnissen, vor allem im Wald, auch eine wichtige Rolle bei den Gesprächen mit Dr. Rudolf spielte. Dr. Rudolf animierte mich dazu, wieder das zu tun, was ich in den letzten Jahren vernachlässigt hatte. Ich sollte mir regelmäßig Zeit für mich nehmen, um die Naturerlebnisse zu erfahren.

Ich tat genau das und merkte sehr schnell, wie gut mir das tat. Ich bin mehrmals in der Woche bewusst durch den Wald spaziert. Dabei hatte ich alles ausgeblendet und mich darauf konzentriert, die Natur mit allen Sinnen wahrzunehmen. Ich merkte, wie der Waldboden weich die Tritte aufnahm und die Äste unter meinen Füßen knackten. Ich roch den typischen, leicht modrigen Geruch des Waldes, aber auch die ätherischen Substanzen, die die Bäume abgeben, um dadurch miteinander chemisch zu kommunizieren. Besonders in der Umgebung von Nadelbäumen konnte ich diesen Geruch intensiv wahrnehmen.

Ich konnte das Rascheln der Sträucher sowie der Blätter der Bäume und die Rufe der Vögel hören. Meine Blicke streiften durch den lichten Unterwuchs vorbei an den Stämmen bis oben zu den grünen Kronen der Bäume. Das Sonnenlicht, das durch die Kronen fiel, verursachte im Wald oft ein wunderschönes Spiel aus Licht und Schatten. Bei Bäumen, die mir besonders gefielen, blieb ich stehen, um ihre Rinde zu berühren. In diesen Momenten hatte ich das Gefühl, den Bäumen wirklich näherzukommen.

Ich hatte meine Lieblingsstelle inmitten einiger Eichenbäume, von der aus man über die Stadt schauen konnte. Die Stadt erschien mir jedoch sehr fern, nicht zuletzt, weil man nichts aus der Stadt, sondern nur die Geräusche des Waldes hörte. Ich fühlte mich dort einerseits ruhiger und ausgeglichener, aber auch vitaler, so, dass ich viel klarer denken konnte. Es hat mir wirklich sehr geholfen, fast so ein Gefühl der Selbstheilung.

Nachdem ich mir dieses Naturerlebnis 3- bis 4-mal die Woche gegönnt hatte, bemerkte ich schon nach 2–3 Wochen, dass die Schwindelanfälle deutlich weniger wurden und ich ausgeglichener wurde. Ich danke Dr. Rudolf dafür, dass er mich auf diesen für mich richtigen Weg geführt hat. ”

Motion – Bewegung heilt

> *Bewegung macht beweglich –*
> *und Beweglichkeit kann manches*
> *in Bewegung setzen.*
>
> Else Pannek, Aphoristikerin und Dichterin aus Hamburg (1932–2010)

Zunächst zögerte ich, ein Kapitel über Bewegung zu schreiben. Ist doch schon alles klar. Bewegung ist gut für uns. Das wissen alle. Nachdem ich dann die Literaturrecherche durchgeführt hatte, stellte ich fest, was es für ein spannendes Thema ist. Daher lade ich Dich jetzt herzlich ein, den Trainingsanzug überzuziehen und Dich startklar zu machen für interessante Informationen über körperliche Bewegung.

Wir wissen, dass Bewegung unsere Muskeln kräftigt, das Herz-Kreislauf-System in Schwung bringt und dass die Lungen besser durchlüftet werden. Doch gibt es darüber hinaus noch Effekte, die man im Rahmen von Heilungsprozessen nutzen könnte? Die Auswirkungen sind so »gewaltig«, dass ich mich freue, dann doch dieses Kapitel geschrieben zu haben.

Bewegung trainiert das Gehirn

Da ich mich vorher nur marginal damit beschäftigt hatte, war ich als niedergelassener Neurologe erfreut zu erfahren, dass sportliche Bewegung den wohl größten Effekt auf unser Gehirn hat. Wer hätte das gedacht? Unsere heutige Zeit mit viel sitzender Tätigkeit sorgt dafür, dass unser Überleben ge-

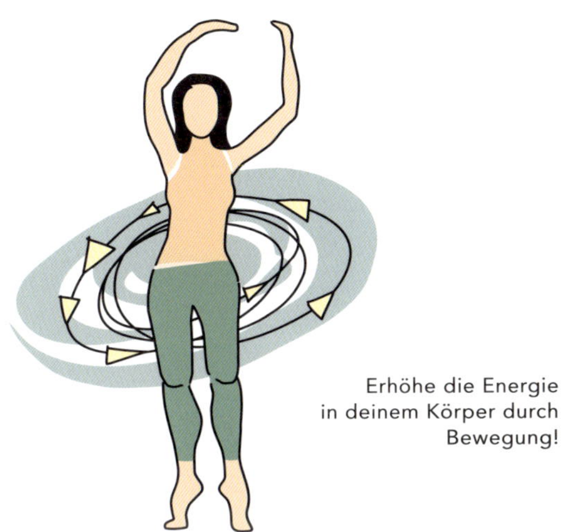

Erhöhe die Energie
in deinem Körper durch
Bewegung!

fährdet ist. Bereits seit Längerem ist bekannt, dass körperliche Bewegung und Sport die Dopamin-, Serotonin- und Noradrenalinspiegel erhöhen. Hierbei handelt es sich um wichtige Botenstoffe, sogenannte Neurotransmitter, unseres Gehirns, die bei unseren Emotionen und Gedanken eine Rolle spielen. Ein Serotoninmangel kann mit einer depressiven Erkrankung assoziiert sein. So ist bekannt, dass chronischer Stress die Verbindung zwischen Milliarden von Nervenzellen im Gehirn zerstört. Erfreulicherweise ist durch körperliche Bewegung dieser Prozess aber wieder rückgängig zu machen.[76, 77]

Ganz allgemein kann man sich das Gehirn wie einen Muskel vorstellen. Es »wächst« bei Beanspruchung und »schwindet« bei Bewegungsmangel. Durch Bewegung werden unsere Nervenzellen stimuliert, sich besser miteinander zu verbinden, wodurch unsere Gehirnfunktion grundlegend verbessert wird. Training verstärkt somit die Struktur des Gehirns.[69]

Forscher konnten belegen, dass körperliche Bewegung besser ist als eine Behandlung mit einem Antidepressivum![67]

Bewegung verbessert die Konzentration, auch ADHS

Kinder und Jugendliche mit Aufmerksamkeits-Defizit-Hyperaktivitäts-Syndrom (ADHS) nehmen immer mehr zu. Dazu tragen sicherlich die neuen Medien bei. Hier ein »Ping« über das Handy, das über eine neue Nachricht informiert, dort ein »Ping« über eine neue Whatsapp, Mail, Facebook oder Instagram. Wenn ich immer sofort darauf reagiere, dann lasse ich mich zerstreuen. Meine eigentliche Tätigkeit muss ich für die Information vom Handy unterbrechen. Und wenn ich das immer wieder tue, dann werde ich gut darin. Ich werde ein »Meister der Zerstreuung«. Heutzutage nennen wir das ADHS. Sollte auch hier Bewegung eine der Möglichkeiten sein? Bei vielen Lernstörungen zeigte sich tatsächlich ein positiver Effekt durch körperliche Betätigung.[70, 71]

Weiterhin zeigt sich im Elektroenzephalogramm (EEG) bei körperlich fitteren Menschen mehr Aktivität, bezogen auf die Aufmerksamkeit. Somit fördern körperliche Bewegung und Sport nicht nur unsere geistige und psychische Verfassung, sondern haben auch einen positiven Einfluss auf das Lernen und die Achtsamkeit.[75] Meine Empfehlung daher an alle Menschen mit Konzentrationsstörungen, Problemen beim Lernen bis hin zu ADHS: »Treibt mehr Sport!«

Bewegung hilft beim Lernen

Die Anzahl der Menschen, die an neurodegenerativen Erkrankungen wie der Alzheimer-Demenz erkranken, nimmt stetig zu. Ein wichtiges Areal in unserem Gehirn, das mit der Erkrankung assoziiert ist, ist der sogenannte Hippocampus. Im Laufe der Erkrankung sterben die Nervenzellen in diesem Bereich des Gehirns ab. Ab dem 20. Lebensjahr schrumpft es jedes Jahr um 1–2 %.[72, 73] Aber auch hier führte körperliche Aktivität zu einer positiven Veränderung im Hippocampus.[67, 74] Es besteht ein deutlicher Zusammenhang zwischen Bewegung und kognitiven Fähigkeiten. Probanden an einer Studie konnten nach sportlicher Aktivität um 20 % besser Vokabeln lernen als vorher. Viele weitere Studien bestätigen, dass körperliche Bewegung die zelluläre Maschinerie des Lernens stärkt.[78] Hierbei ist der ideale Zeitpunkt, sich neue Lerninhalte anzueignen, kurze Zeit nach der sportlichen Aktivität.

Bewegung reduziert Stress

Zusätzlich hat Sport einen deutlich stressreduzierenden Effekt. Wie bereits ausgeführt, sind viele Erkrankungen in der heutigen Zeit wie Herz-Kreislauf-Erkrankungen, Tumorerkrankungen oder Autoimmunerkrankungen stressinduziert. Erfreulicherweise gibt es immer mehr Firmen, die ihre Mitarbeiter darin unterstützen, ihr Stresslevel zu reduzieren, indem sie Fitnessprogramme fördern. Diese Firmen können sich über diese Investition in ihre Mitarbeiter glücklich schätzen, da diese dadurch produktiver sind und eher mit ihrer Arbeitsbelastung fertigwerden. Weiterhin haben Mitarbeiter, die sich regelmäßig sportlich betätigen, weniger Krankheitstage zu verzeichnen.

Die positiven Effekte von Bewegung sind so mannigfaltig, dass ich diese noch einmal kurz aufliste:

- Bewegung stärkt das Herz-Kreislauf-System und senkt den Ruhe-Blutdruck.
- Bewegung reguliert die Brennstoffversorgung.
- Bewegung reduziert Fettleibigkeit.
- Bewegung verbessert die Stresstoleranz.
- Bewegung verbessert die psychische Situation (Ängste, Depression etc.).
- Bewegung stärkt das Immunsystem.
- Bewegung stabilisiert und stärkt die Knochen (Schutz vor Osteoporose).
- Bewegung hilft bei Krebserkrankungen.
- Bewegung ist motivationsfördernd.
- Bewegung schützt vor Demenz.
- Bewegung verbessert die Konzentrationsfähigkeit.

Ideal wäre eine tägliche körperliche Bewegung oder Sport. Das sollte folgende Bereiche beinhalten: aerobe Aktivität, Kraftelemente, Beweglichkeit und Gleichgewichtsschulung.

Aerobe Übungen: Suche nach Übungen, die Dir Spaß machen. Walken, Joggen, Fahrradfahren oder Schwimmen sind ideal, um das aerobe Training zu praktizieren. Dabei empfehle ich an 3 Tagen in der Woche zwischen 30–60 Minuten bei ca. 60 % Deiner maximalen Herzfrequenz. Frage vorher bitte Deinen Arzt, ob gesundheitliche Gründe gegen das Programm sprechen.

Kraft: Hier empfehle ich zweimal in der Woche Kraftübungen an Gewichtsmaschinen oder an Freihanteln. Absolviere drei Sätze mit je 10–15 Wiederholungen. Dieses hilft dir, Osteoporose vorzubeugen. Frage den Trainer im Fitnessstudio nach den Übungen.

Gleichgewicht und Beweglichkeit: Zweimal in der Woche empfehle ich diese Einheit. Du kannst hier wählen aus Yoga, Pilates, Tai-Chi oder Qigong. Wie sage ich immer: »Werde geschmeidig wie eine Bambusstange!«

ZENTRALE GEDANKEN:

MOTION – BEWEGUNG HEILT

- Körperliche Bewegung hilft zur Vorbeugung und Behandlung vieler körperlicher Erkrankungen.
- Sport hat einen positiven Effekt auf Angststörungen und Depressionen.
- Körperliche Aktivität unterstützt das Gehirn, was bei Demenzformen wichtig ist.
- Bewegung hat einen positiven Einfluss zur Steigerung der Konzentration und zur Verbesserung der Aufmerksamkeit.
- Ich empfehle eine Kombination aus aeroben Übungen, Krafteinheiten und Gleichgewichts- und Beweglichkeitsübungen.

ERFAHRUNGSBERICHT

PIETRO: »SPORT HILFT MIR, INS GLEICHGEWICHT ZU KOMMEN.«

» Vor einiger Zeit lernte ich Dr. Rudolf kennen. Ich litt unter Schwindel, Kopfschmerzen bis hin zu Panikgefühlen. Ich bin unter anderem Trainer für verschiedene Kampfsportarten, Boxen, Fitness und Qigong. Seit meinem 14. Lebensjahr ist Sport ein wichtiger Teil meines Lebens. Durch meine Beschwerden sah ich mich nicht mehr imstande, Sport zu treiben. Dadurch rutschte ich immer tiefer in ein Loch. Nachdem wir schulmedizinisch einen Tumor oder andere Erkrankungen ausgeschlossen hatten, riet mir Dr. Rudolf, unbedingt wieder mit Sport anzufangen. Er fragte mich: »Was kann Schlimmes passieren?« »Nichts.« Und so traute ich mich, wieder Kontakt mit meinem Körper aufzunehmen. War ich aufgewühlt, so brachten mich meine Qigong und Tai-Chi-Übungen wieder zur Ruhe. War ich müde und ausgelaugt, so trainierte ich körperlich hart. Ich merkte, dass mir der Sport half, aus dem Loch wieder rauszukommen. Der Sport brachte mich wieder zu mir selbst. Ich kann nur sagen, dass mir die Übungen mehr geholfen haben als eine Therapie mit Antidepressiva.

Und Du kannst immer etwas tun. Wenn Du Probleme mit Deinen Beinen hast, dann mache halt Übungen für die Arme. Die Fitness ist in Dir vorhanden.

Ich habe gelernt, dass mich mein Wille überall hinbringt. Körperliche Bewegung hat mir geholfen, wieder in mein Gleichgewicht zu kommen. «

Elektrosmog – die unsichtbare Gefahr

> *Wenn Du das Universum verstehen willst, dann denke in Kategorien wie Energie, Frequenz und Vibration.*
>
> Nikola Tesla, Erfinder, Physiker und Elektroingenieur (1846–1943)

Elektromagnetische Umweltbelastungen gehören zu unserem Alltag. Wir leben in einer technisierten Welt. Ohne elektrischen Strom und hochfrequente elektromagnetische Strahlung wäre die vielfältige Nutzung dieser Technik nicht möglich. Um diese elektrische Energie zu erzeugen und zu verteilen, werden Kraftwerke, Transformationsstationen, Versorgungskabel sowie Hoch- und Mittelspannungsleitungen benötigt. Dieses sogenannte Niederfrequenz-Netz zur Stromerzeugung erzeugt elektromagnetische Felder. Diese sind zum größten Teil verantwortlich für die elektromagnetische Umweltverschmutzung – umgangssprachlich »Elektrosmog« genannt.

Allein in Deutschland haben wir über 110 Millionen Handys, weltweit 5–6 Milliarden![83] Sage heute einmal einem Teenager, oder auch Erwachsenen, er solle mal 2 Tage sein Handy nicht benutzen. Viele von uns sind »handysüchtig«.

Da alle elektrischen oder elektronischen Geräte Elektrosmog erzeugen, leben wir alle in dieser einhüllenden und durchdringenden Mikrowellensphäre. Schaut man sich die wissenschaftliche Literatur zum Thema gesundheitliche Risiken durch künstliche elektrische Felder an, so wird klar, dass Elektrosmog Chromosomen (Erbgut) und Zellen, Hormone sowie das vegetative und zentrale Nervensystem beeinflusst. Es wird ein Zusammenhang mit vielen Symptomen wie Kopfschmerzen, Schlaflosigkeit, Schwindel, Benommenheit, Unruhe, Depression, Nasenbluten, Augenentzündungen, häufigen Infekten, Gliederschmerzen, Nerven- und Muskelschmerzen, Herzrhythmusstörungen, Haarausfall und vielen weiteren Symptomen diskutiert.

Durch den verursachten Stress können schwere Krankheiten entstehen. So zeigte eine Studie von Hardell, die 2011 erschien, einen Zusammenhang zwischen intensivem Telefonieren und der Entstehung von Gehirntumoren.[84] Dabei war das Risiko besonders groß bei Menschen, die mehr als eine Stunde pro Tag telefonierten. Die IARC (Internationale

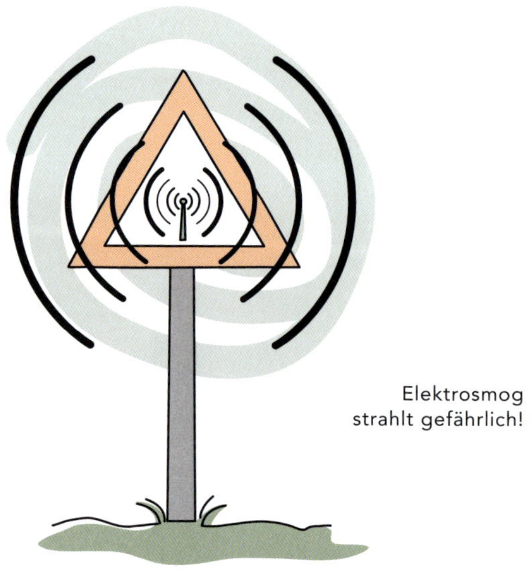

Elektrosmog
strahlt gefährlich!

Agentur für Krebsforschung) kam 2013 zu der Feststellung, dass »eine kausale Interpretation möglich sei«.

Weiterhin kommt sie zur Feststellung, dass niederfrequente Magnetfelder »möglicherweise« oder auch »vielleicht« krebserregend sind. Es besteht weiter der Verdacht, dass Leukämie bei Kindern häufiger vorkommt, die in der Nähe von Stromleitungen aufwachsen.

Risiko hochfrequente Strahlung

Ende Mai 2011 stufte die WHO (Weltgesundheitsorganisation) auch hochfrequente Strahlung als »möglicherweise krebserregend« ein. Dieses betrifft aber nicht nur Handys, sondern auch DECT-Schnurlostelefone, Rundfunksender und auch Mikrowellenstrahlung. Versicherungsgesellschaften stufen Mikrowellen in die Kategorie »höchstes Risiko« ein.

So könnte man als wohlwollender Laie meinen, dass entsprechende Anpassungen der Hersteller erfolgten. Leider nicht! Und nun steht das neue 5-G-Mobilfunk-Netz vor der Tür. Dieses führt dazu, dass wir ständig an jedem Ort einer elektromagnetischen Belastung ausgesetzt sein werden. Mit welchen Folgen für die Gesundheit?

Der heute vorhandene hochfrequente Strahlungspegel des Mobilfunks in den Städten übersteigt die natürliche lebensnotwendige Hintergrundstrahlung um das Zehnmillionen- bis Milliardenfache!

Und wie arbeitet unser Körper? Ebenfalls mit elektromagnetischen Impulsen. Diese befinden sich aber auf einem millionenfach schwächeren Energieniveau. Vielfältige biologische Störungen bei Mensch und Tier sind somit vorprogrammiert. Es ist schon erschreckend und stark alarmierend, wenn Gentechnologien mobilfunkähnlich gepulste Mikrowellen nutzen, um Zellen aufzubrechen und um das DNS-Molekül zu spalten. In der Gentechnik werden Mikrowellen somit gezielt dafür genutzt, um Zellen zu verändern. Ich finde, das sind bedrohliche Informationen.

Wie Du das Handy am besten nutzt

In Anlehnung an die österreichische Ärztekammer stelle ich Empfehlungen vor zum Umgang mit einem Handy:

- So wenig und so kurz wie möglich telefonieren. Eher das Festnetz verwenden.
- Abstand zum Handy. Freisprecheinrichtung nutzen.
- Nicht in Fahrzeugen wie Auto, Bus oder Bahn telefonieren, da die Strahlung dort höher ist.
- So oft es geht, das Festnetz nutzen.
- Weniger Apps auf dem Handy bedeuten gleichzeitig weniger Strahlung.
- Vermeidung des Handytelefonierens an Orten mit schlechtem Empfang, da in solchen Situationen das Handy die Sendeleistung erhöht.
- Beim Kauf eines Handys auf geringen SAR-Wert sowie eigenen externen Antennenschluss achten.

Was macht die Mikrowellenstrahlung?

Kommen wir zu einem weiteren elektrischen Gerät, das in nahezu jeder Küche zu finden ist: die Mikrowelle. Bereits 1976 wurde in der damaligen UdSSR der Gebrauch dieses Haushaltsgeräts verboten. Durch Präsident Jelzin wurde das Verbot aufgehoben, um amerikanischen Herstellern den Zugang zu gewähren. Die Forschungsergebnisse sind im Folgenden aufgeführt:

- Krebserzeugende Auswirkung: Erzeugung von krebserzeugenden Stoffen wie d-Nitrosodiethanolamin in Fertiggerichten. Erzeugung von Karzinogenen in Eiweiß-Hydrolysat-Verbindungen in Milchprodukten und Getreiden. Destabilisierung von lebenswichtigen biomolekularen Eiweißverbindungen.
- Nährwertzerstörung: Abnahme der Bioverfügbarkeit von Vitaminen und Mineralien. Zerstörung des Nährwerts von Fleisch.
- Direkte biologische Auswirkungen: Abbau des Lebensenergiefeldes. Degeneration bestimmter Zellpopulationen während des Gerätebetriebs. Einfluss auf elektrische Nervenimpulse im Gehirn. Beeinflussung der hormonellen Produktion von Schilddrüse und Nebenniere. Trübung der Augenlinse. Blutbildveränderungen.

Babynahrung sollte nicht in der Mikrowelle erwärmt werden.

So reduzierst Du Elekrosmog im Schlafzimmer

Es folgen weitere gesundheitliche Empfehlungen. Elektrosmog beeinflusst den Melatoninhaushalt, der für den Schlaf-wach-Rhythmus zuständig ist. Folgende Empfehlungen können den Elektrosmog im Schlafzimmer reduzieren:

- Netzfreischalter nutzen, da Geräte auch im Standby-Modus strahlen.
- Kein »Kabelsalat«.
- Radiowecker oder andere technische Geräte mindestens einen Meter vom Bett entfernt.
- Heizdecke nur zum Vorwärmen benutzen.
- Kein Handy oder schnurloses DECT-Telefon im gesamten Schlafzimmer.
- Da Halogenlampen und Leuchtstoffröhren starke elektrische Felder erzeugen, sollten sie nicht zur Bettbeleuchtung genutzt werden.

So kannst Du Dich vor Elektrosmog schützen

Abschließend kommen noch, in Anlehnung an die Internationale Gesellschaft für Elektrosmog-Forschung, allgemeine Empfehlungen:

- Sei aufmerksam. Informiere Dich, welche Geräte in Deiner Umgebung Quellen von Elektrosmog und Handystrahlung sind.
- Schalte elektrische Geräte aus, wenn Du sie nicht nutzt.
- Halte möglichst viel Abstand zu elektrischen Geräten. Mindestens jedoch einen Meter.
- Nutze Abschirmmaterialien oder Abschirmfarben.

- Trenne Dich von strahlungsintensiven, veralteten Geräten sowie von Geräten, die Du nicht wirklich benötigst.
- Kaufe nur neue Geräte mit nachweislich geringer Strahlungsintensität und Prüfsiegel: TCO-Label, IGEF-Prüfsiegel, Blauer Engel.

ZENTRALE GEDANKEN:

ELEKTROSMOG – DIE UNSICHTBARE GEFAHR

- Elektromagnetische Umweltbelastungen gehören zu unserem Alltag.
- Elektrosmog kann viele gesundheitliche Probleme verursachen.
- Nutze das Handy so wenig wie möglich. Nutze die Freisprecheinrichtung.
- Mikrowellen können krebserzeugende Auswirkungen sowie die Zerstörung wichtiger Nährstoffe verursachen.
- Elektrische Geräte ausschalten, wenn Du sie nicht nutzt.
- Kaufe nur neue Geräte mit geringer Strahlungsintensität und entsprechendem Prüfsiegel.

ERFAHRUNGSBERICHT

CHRISTIAN: »ICH HÄTTE NIE GEDACHT, DASS ELEKTROSMOG DERMASSEN STARK AUF MEINEN ORGANISMUS EINWIRKEN KANN!«

» Bevor ich Dr. Rudolf kennenlernte, irrte ich viele Jahre von Arzt zu Arzt auf der Suche nach der Ursache meiner Beschwerden. Ich litt fast 40 Jahre unter zwar selten auftretenden, dafür aber in den Auswirkungen ernstzunehmenden Bewusstseinsverlusten. Die dahinterstehende seelische Ohnmacht prägte mein Leben in fast allen Bereichen nicht unmaßgeblich, denn über allem hing die Furcht des plötzlichen »Kontrollverlustes«. Die Schulmedizin fand keine zutreffende Diagnose, verordnete krampfanfallunterdrückende Medikamente, die jedoch nicht wirkten.

All dieses verstärkte meine Hoffnungslosigkeit auf Heilung – bis ich Dr. Rudolf traf. Er machte mir nach genauer Untersuchung zum einen bewusst, welchen enormen Einfluss meine Seele auf meine körperlichen Beschwerden hat. In der Medizin nennt man dieses wohl »Psychosomatik«. Zum anderen fanden wir gemeinsam nach genauer Analyse der Begleitumstände meiner Problematik heraus, dass elektromagnetische Strahlungswirkungen (Elektrosmog) in meinem Fall nicht unmaßgeblich sind, da ich wohl »elektrosensibel« bin.

Durch ihn lernte ich, mich selbst per erlernter Meditation in inneren Ausgleich zu bringen bzw. schädliche Spannungen abzubauen. Zum anderen lernte ich, eine erhöhte Aufmerksamkeit zu elektrosmogverursachenden Strahlungsquellen zu entwickeln. Letztere halte ich nun so weit als möglich aus meinem Alltag heraus und stellte fest, dass ich in den letzten Monaten fühlbar und auch messbar ausgeglichener, angstfreier und widerstandsfähiger werde. Zu Bewusstseinsverlusten kam es bisher nicht mehr.

Ich bin heute von diesem ganzheitlichen Ansatz der Medizin sehr überzeugt und froh, auf Dr. Rudolf getroffen zu sein. ”

Die praktischen Aspekte haben wir jetzt bearbeitet. Um noch mehr davon zu profitieren, gehe ich im folgenden Kapitel auf theoretische Aspekte ein, die die Effektivität der Veränderungen noch steigern werden.

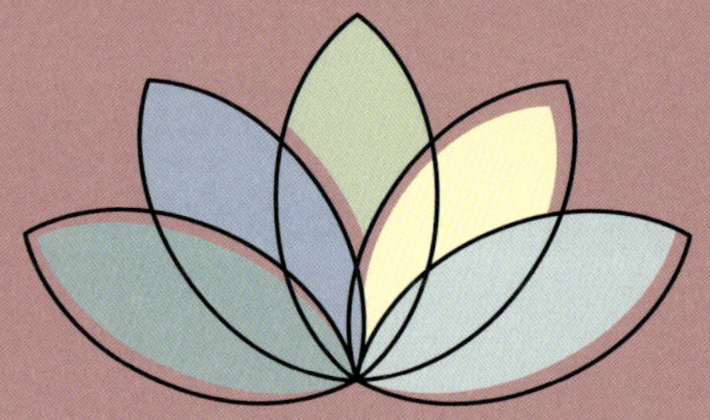

HEILKRAFT DES HERZENS VERSTEHEN

Es ist nicht zu wenig Zeit,
die wir haben,
sondern es ist zu viel Zeit,
die wir nicht nutzen.

Lucius Annaeus Seneca, römischer Philosoph,
Dramatiker und Naturforscher (1–65 n. Chr.)

Unterhalten wir uns über die Zeit. Nicht im physikalischen Sinne, denn danach existiert eine lineare Zeitvorstellung nicht. Ich möchte über die Zeit in unserem Alltag reden.

Zeit – Bleibe im heiligen jetzigen Moment

Dazu müssen wir uns zunächst wieder unserem Gehirn zuwenden. Wir haben dort für alle Erfahrungen, erlernte Verhaltensweisen oder Gewohnheiten »neuronale Netze«, die gemeinschaftlich zusammenarbeiten. Wie ein automatisiertes Softwareprogramm werden dort Befehle ausgeführt. Wenn man eine Sache immer wieder auf die gleiche Art und Weise macht, dann bilden sich »Neuronencluster« aus. Die Nervenverbindungen sind stark und stabil.[68]

Somit ist das Gehirn zum größten Teil ein Produkt aus den Erfahrungen und Erlebnissen der Vergangenheit. Es wurde zu einer lebenden Bibliothek von allem gestaltet und geformt, was Du bis zu diesem Zeitpunkt in Deinem Leben erfahren und gelernt hast. Alles, was für Dich eine Bedeutung hatte, im positiven wie im negativen Sinn, hinterlässt eine biologische Prägung im Gehirn. Durch die jeweiligen Erfahrungen in der Vergangenheit erzeugen diese auch eine Emotion in Deinem Körper. Ist das Ereignis aus der Vergangenheit traumatisch bzw. mit einer hohen emotionalen Qualität belegt, so prägt sich das Gehirn diesen Eindruck ein. Es entsteht eine Langzeiterinnerung. Wir wissen alle, wo wir zum Zeitpunkt »9/11« waren.

Durch Lernen werden nach und nach neue Verbindungen in unserem Gehirn aufgebaut. Wenn ich nun immer wieder gedanklich in die Vergangenheit gehe und mich an das Ereignis erinnere, so pflege ich diese Verbindungen. Je öfter Du dann diesen Gedanken (und die damit einhergehende Emotion) wiederholst, desto öfter wird dieser neuronale Schaltkreis aktiviert und umso langlebiger ist die Verbindung.

Die Vergangenheit existiert nur in Deinem Gehirn

Schaue doch einmal in Deinen Alltag, wie viel Zeit Du dafür verwendest, in der Vergangenheit zu leben. Wie oft denkst Du an Orte, Geschehnisse oder Personen aus der Vergangenheit?

Das Problem dabei ist, dass Du es auch fühlst. Das heißt, Du erlebst es fast genauso wie zum damaligen Zeitpunkt. Sollte es eine schöne Erinnerung sein, ist es ja in Ordnung. Doch meistens gehen wir in Ereignisse, die für uns traumatisierend oder angsteinflößend waren. Der Clou dabei ist, dass der einzige Ort, an dem die Vergangenheit wirklich existiert, in Deinem Gehirn ist. Als neuronaler Schaltkreis, der immer wieder aktiviert wird.

Die Vergangenheit ist Geschichte. Vorbei. Und sie kommt auch nicht wieder. Es ist wichtig, im Rahmen von Heilungsprozessen diese energetische Bande, die noch zur Vergangenheit besteht, zu trennen. Die Geschichte bzw. das Erlebnis kannst Du nicht mehr verändern. Aber Du entscheidest, ob Du mit Deiner Aufmerksamkeit immer wieder in die Ver-

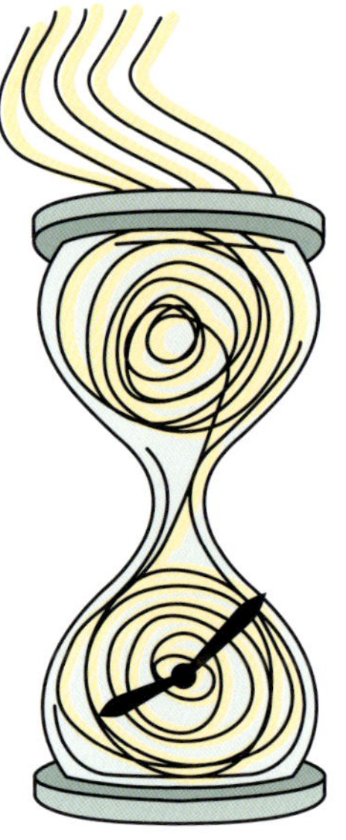

Sei achtsam und bleibe präsent!

gangenheit gehst. Lasse sie los, so befreist Du Dich aus den Fesseln der alten Geschichten und Erlebnisse.

Gehen wir nun in die Zukunft. Wenn Du Deinen Fokus immer noch auf die Ereignisse aus der Vergangenheit hältst, so wirst Du alle zukünftigen Ereignisse mit der Brille der Erfahrungen aus früheren Erlebnissen sehen. Hattest Du zum Beispiel Ängste in Deiner Vergangenheit, so scannst Du die Zukunft ab nach möglichen Bedrohungen, um Dich zu schützen. Das heißt, durch die »Brille der Angst« wirst Du überall potenzielle Gefahren sehen. Was wirst Du dabei fühlen? Natürlich Angst.

So werden immaterielle Gedanken zu chemischen Botenstoffen. Wie viele der von Dir mental durchgespielten Ereignissen werden tatsächlich eintreten? Die meisten nicht. Ich vermute, da kannst Du mir zustimmen. Oder?

Die Problematik besteht nun darin, dass, sobald Du ein bestimmtes Gefühl bemerkst, Du weitere Gedanken, die diesem Gefühl entsprechen, erzeugst. Darauf werden im Gehirn die entsprechenden chemischen Substanzen freigesetzt, damit Du auch das fühlst, was Du denkst. Durch diese Schleife fühlst Du im Jetzt die potenzielle Bedrohung aus der Zukunft. Die Zukunft existiert aber noch nicht. Sie ist ein Geheimnis.

Die Angst aus der Vergangenheit wird in die Zukunft projiziert und bestimmt den jetzigen Moment.

Wenn Du das immer wieder tust, dann entwickelst Du daraus eine Gewohnheit. Eine Gewohnheit besteht aus immer wiederkehrenden automatisierten, unbewusst ablaufenden Gedanken und Verhaltensmustern sowie aus den damit einhergehenden Emotionen. Du bist gefangen in einem Programm. Deinem Programm. Durch die oben beschriebenen Prozesse hast Du es »installiert«.

Ist es nicht erstaunlich, wie Ereignisse aus unserer Vergangenheit unsere Zukunft bestimmen können?

Hast Du gerade in diesem Moment ein Problem?

Für unsere Heilungsarbeit bedeutet dies, dass Du Dir im Laufe des Tages immer wieder klarmachen musst, ob Du Dich im automatischen Programm in Deiner Vergangenheit befindest oder in Deiner Zukunft. Was ist aber das Einzige, was wirklich existiert? Der jetzige Moment. Es gibt nichts anderes.

Verlasse ich diesen Moment, dann richte ich meine Aufmerksamkeit auf die vertrauten Gefühle und Erinnerungen aus der Vergangenheit, um eine vorhersehbare Zukunft zu kreieren.

Bleibe immer wieder im jetzigen Moment und stelle Dir die Frage: »Habe ich jetzt, in dieser Sekunde, ein Problem? Nicht in zehn Minuten, nicht morgen. Jetzt, in diesem Moment?« Meistens wird man diese Frage mit Nein beantworten können. Dieser Moment ist die einzige Realität, die existiert. Und Deine Entscheidungen, Gedanken und Handlungen in diesem Moment bestimmen Dein Morgen. Traue Dich, ins Unbekannte zu gehen. Setze im Jetzt einen neuen Impuls. Pflanze jetzt den Samen, den Du willst, und Du wirst morgen das Ergebnis genießen können.

Sei achtsam und bleibe präsent. Befreie Dich von den Fesseln aus der Vergangenheit und den Bedrohungen aus Deiner Zukunft. Du wirst diese Energie im Jetzt für Deine Projekte zur Verfügung haben. Dieser heilige Moment wird transformative Kräfte freisetzen und Dich an den Ort Deiner Wünsche bringen.

> *Das Gestern ist fort,*
> *das Morgen nicht da.*
> *Leb' also heute!*
>
> Phytagoras von Samos, antiker griechischer Philosoph und Mathematiker (570–510 v. Chr.)

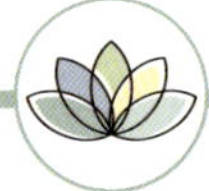

ZENTRALE GEDANKEN:

ZEIT – BLEIBE IM HEILIGEN JETZIGEN MOMENT

- Solange die Ereignisse aus Deiner Vergangenheit Dein Handeln bestimmen, bist Du nicht frei.
- Durch die immer wieder gleichen Gedanken und Emotionen kreierst Du ein »Programm«, das Deinen Alltag bestimmt.
- Die meisten Bedrohungsszenarien aus Deiner Zukunft werden niemals eintreten.
- Die Vergangenheit ist Geschichte und die Zukunft ein Geheimnis.
- Der einzige Moment, der tatsächlich existiert, ist das Jetzt.
- Deine Gedanken und Emotionen im Jetzt bestimmen Dein Morgen.

Eigenliebe – Entscheide Dich für die Befreiung

> *Der Sinn des Lebens besteht darin, glücklich zu sein.*
>
> Dalai Lama, Titel »Ozean des Wissens«

Halte einen Moment inne. Werde still. Schaue nach innen. Was findest Du? Wenn Du Dich von außen betrachten würdest, würdest Du sagen, diese Person liebt sich bedingungslos? Mit all ihren lichten und dunklen Anteilen?

Wir haben schon beleuchtet, dass es ein Wechselspiel zwischen Körper und Geist gibt. Tiefsitzende Überzeugungen veranlassen uns, bestimmte Emotionen zu fühlen. Die Art und Weise, wie ich denke, mich verhalte und was ich dabei empfinde, definiert meine Persönlichkeit.

Doch wie steht es mit unserer Eigenliebe? Wer kann von sich behaupten, dass er sich wirklich liebt? Und was bedeutet das für Dich? Viele werden mit dieser Frage zunächst nichts anfangen können. Eigenliebe war bisher noch nie ein Thema. Zunächst kümmert man sich schließlich um die anderen, den Haushalt, die Arbeit, den Garten, die Kinder, die Wäsche etc.

Wie viele unzählige Menschen habe ich in meiner Praxis getroffen, auf die genau dieses zutraf! Und, ganz nebenbei, auf mich natürlich auch. Für alle anderen haben sie alles gemacht. Bis zu dem Zeitpunkt, wo der Körper nicht mehr konnte. Man wollte es »allen recht machen«. Kommt es Dir bekannt vor, was ich beschreibe? Herzlich willkommen.

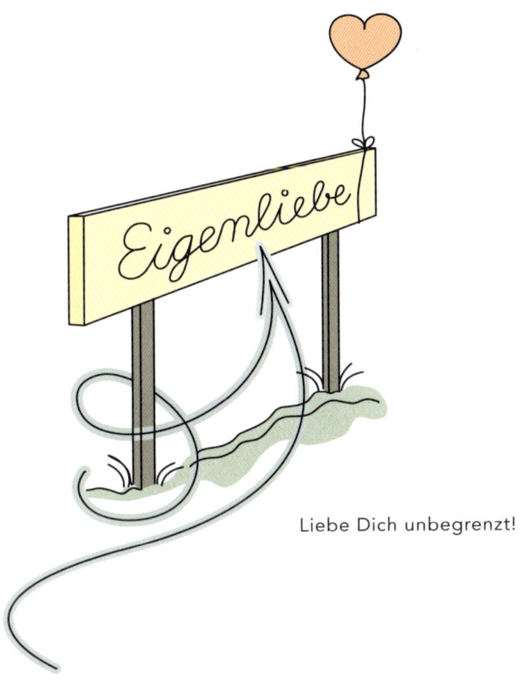

Liebe Dich unbegrenzt!

Nutze den goldenen Schlüssel

Wir leben in einer Gesellschaft mit einem kulturellen Hintergrund, wo die Eigenliebe so gut wie nie vorkommt. Doch handelt es sich hierbei um einen goldenen Schlüssel. Benutze ich ihn nicht, dann bleibt die Tür zu meinem wahren Selbst verschlossen. Ich ermutige Dich, diesen Schlüssel (endlich) zu benutzen!

Wir müssen aber gut aufpassen, Eigenliebe und Eigeninteresse nicht zu verwechseln. Projiziere ich das Glück und die Zufriedenheit nach außen, beispielsweise auf materielle Güter wie Autos oder den Besitz eines Hauses, oder auf die Zuwendung von anderen, zum Beispiel Familienmitglieder oder Freunde, so ist das keine Eigenliebe. Es ist Eigeninteresse, und es entsteht eine Abhängigkeit von diesen Gütern oder Menschen. Man ist bedürftig. Gib mir dieses und jenes, damit ich mich vollständig fühle.

Dann müssen das Auto, die Ehefrau oder andere Personen das Glück erzeugen. Die Lücke muss von etwas oder jemandem gefüllt werden. Doch was ist, wenn die eigenen Erwartungen an die anderen nicht erfüllt werden? Wie Du merkst, ist so keine Eigenliebe zu erreichen. Über Eigeninteresse werde ich niemals Unabhängigkeit erreichen.

Das Außen kann uns niemals dauerhaft glücklich machen.

Eigenliebe kommt aus Deinem tiefsten Inneren. Liebe Dich unbegrenzt. Egal, was im Außen ist. Es ist eine Entscheidung! Eigenliebe unterliegt Deiner Kontrolle. Nichts und niemand kann sie Dir streitig machen.

Beende Deine Bedürftigkeit

Solange Du noch bedürftig bist, wirst Du Dir niemals gestatten, Dein Leben so zu gestalten, wie Du es Dir wünschst. Dann könntest Du ja etwas verlieren. Löse Dich davon und werde frei!

Ich liebe meine Kinder über alles. Wenn ich einen Glaubenssatz habe wie »Ich möchte meinen Kindern nah sein«, so hört sich das zunächst gut an. Was aber, wenn meine Kinder sich eines Tages einmal dafür entscheiden, von uns wegzuziehen, oder wenn sie unsere Nähe nicht mehr bräuchten? Dieser Glaubenssatz ist also abhängig von meinen Kindern. Was passiert aber, wenn ich den Glaubenssatz verändere in

»Ich bin ein bestmöglicher Vater für meine Kinder«? Das unterliegt meiner Kontrolle. Dieses habe ich, unabhängig vom Verhalten meiner Kinder, in der Hand. Ändern sich die Lebensumstände, kann ich darauf achten, was meine Kinder in dem Moment von mir brauchen.

Mache mit Deiner Bedürftigkeit Schluss. Schaue, was Du willst. Nicht auf das Außen. Natürlich bringt dies Unruhe in Deine Systeme. Sobald Du eine Person in einem System veränderst, dann veränderst Du das gesamte System. Sobald Du aber liebevolle Aufmerksamkeit in Dein Herzzentrum richtest, fängst Du an, Herzkohärenz in Deinem Herzen zu erzeugen. Ein kohärenter Zustand ist ein Zustand höherer Ordnung. Eine höhere Ordnung ist Heilung! Unzählige Studien belegen diesen Zusammenhang.[79, 80]

Eigenliebe ist somit, seine Ziele und sein Verhalten so zu definieren, dass es frei von Bedürftigkeit vom Außen ist und damit Deiner Kontrolle unterliegt.

Indem ich das Ziel anders definiere, wie »Die Liebe ist mein ständiger Begleiter«, habe ich es unter Kontrolle. Ich kann mich ja entscheiden, mit mir und anderen liebevoll umzugehen. Unabhängig davon, was die Menschen in meiner Umgebung für ein Verhalten an den Tag legen. Dieses wiederum wird einen Effekt im Außen haben.

Das heißt, wir kehren das herkömmliche übliche Realitätsmodell um. Ich reagiere nicht auf das Außen, sondern das Außen reagiert auf mich. Ich finde das ziemlich spannend. Das nenne ich befreite Eigenliebe! Das ist der Moment, wo Synchronizität entsteht, sich neue Türen öffnen und scheinbar zufällige Ereignisse auf mich zukommen.

ZENTRALE GEDANKEN:

EIGENLIEBE – ENTSCHEIDE DICH FÜR DIE BEFREIUNG

- Körper und Geist hängen zusammen.
- Eigenliebe und Eigeninteresse sollte man nicht verwechseln.
- Eigenliebe und Bedürftigkeit passen nicht zusammen.
- Eigenliebe unterliegt Deiner Kontrolle und ist eine Entscheidung für Dich.
- Durch diesen Prozess entsteht Herzkohärenz.
- Das Realitätsmodell dreht sich um: Nicht das Außen bestimmt Dein Leben, sondern die Entscheidungen, die Du getroffen hast, bestimmen das, was im Außen passiert.

Vergebung – Entfessele Dich

> *Der Schwache kann nicht verzeihen.*
> *Verzeihen ist eine Eigenschaft des Starken.*
>
> Mahatma Gandhi, indischer Rechtsanwalt und Pazifist (1869–1948)

Ein entscheidender Schritt, um »heil« zu werden, ist die Vergebung. Wir haben uns schon mehrfach im Laufe dieses Buches um unser Gehirn gekümmert. Und erneut spielt es eine zentrale Rolle beim Loslassen von Traumata.

Je schlimmer ein Ereignis oder eine Handlung und je stärker die dabei empfundene Emotion war, desto mehr »friert« das Gehirn die Erinnerung ein. Wenn wir nun immer wieder in die Szene reingehen, uns an sie erinnern, desto mehr »befeuern« wir die Schaltkreise in unserem Gehirn. Und desto mehr fühlen wir die Emotionen, die damit assoziiert sind. Über die Zeit haben wir unseren Körper auf die Ereignisse aus der Vergangenheit konditioniert.

Das Problem dabei ist: Je häufiger Du es tust, desto weniger wird es Dir bewusst sein. Irgendwann kommt der Punkt, dann siehst Du jeden durch die Linse dieser Erfahrung an. Dann kann man niemandem mehr trauen. Dann wollen Dich alle reinlegen. Dann sind zum Beispiel alle Männer hinterhältig. Und so weiter. Das heißt, die Erinnerung aus der Vergangenheit wird über alle Personen und Situationen gelegt.

Du siehst die Welt nicht, wie sie ist,
sondern wie Du bist.

Der Prozess ist verständlich und nachvollziehbar. Doch dann geschieht es noch einmal. Das traumatisierende und verletzende Ereignis sorgt dafür, dass Du versuchst, Dich emotional darauf vorzubereiten, dass es auf keinen Fall noch einmal eintritt. Die Energie folgt dabei aber der Aufmerksamkeit. Du bist also gefangen durch das Ereignis. Du bist eine Geisel. Gefesselt an die Vergangenheit!

Wie kannst Du Dich nun befreien? Nur und ausschließlich über die Vergebung. Vergebung löst die Fesseln aus der Vergangenheit. Vergebung bedeutet nicht, dass Du das, was geschehen ist, gutheißt. Es bedeutet aber, dass Du Dich befreist. Du befreist Dich und die andere Person. Indem Du die Aufmerksamkeit abziehst, wirst Du locker, glücklich und zufrieden sein.

Vergebung befreit Dich und den anderen!

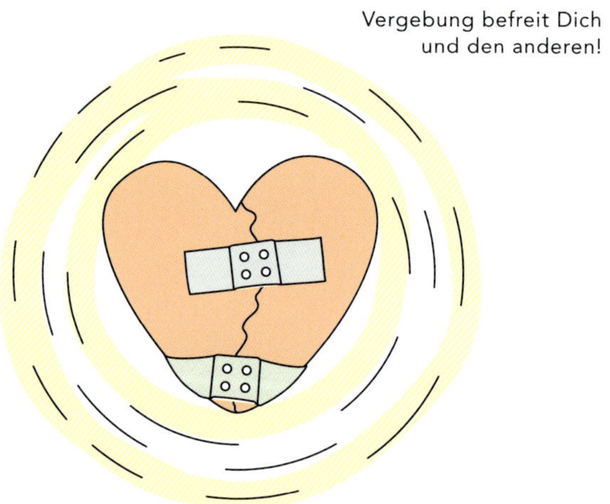

Lass los und sei glücklich

Frage Dich selbst: »Möchte ich meine Aufmerksamkeit lieber auf Groll und Hass richten oder auf Liebe, Freiheit und Dankbarkeit?« Was fühlt sich besser an? Sobald Du in die Vergebung gehst, öffnest Du Dein Herz und löst die feststeckenden Emotionen. Die »eingefrorenen« Schaltkreise kommen wieder in Bewegung. Der spannende Part dabei ist, dass Du damit unser »Kuschelhormon« Oxytocin freisetzt. Dieses gelangt in einen Teil des Gehirns, die Amygdala, und schaltet die Zirkel für Wut, Ärger und Aggression aus.

Brich die rigiden Muster auf. Worauf willst Du weiter Deine Aufmerksamkeit richten? Was würdest Du Dir selbst empfehlen, wenn Du Dich beobachten würdest? Sagen wir, Du hast zwei Jahre gelitten. Jeden Tag bist Du in den Schmerz gegangen, hast gelitten und warst wütend. Was würdest Du Dir raten? »Ja, mach weiter so. Höre nicht auf. Lass den Schmerz größer werden. « Ich vermute, das eher nicht. Vielleicht würdest Du Dir Folgendes sagen: »Hey, lass los und fange an, ein glückliches Leben zu haben.«

Eine Erinnerung an vergangene traumatische Ereignisse, ohne die damit einhergehende emotionale Ladung, nennt man Weisheit.

Werde größer als die festgefahrenen Programme in Deinem Körper. Überquere den Fluss des Leidens. Brich die Banden. Im Verlauf wirst Du nur Liebe und Mitgefühl für diese andere Person empfinden. Du wirst erkennen, wie fest sie steckt. Aber Du bist frei! Und durch Deine Befreiung befreist Du auch den anderen.

Eventuell kommst Du irgendwann an den Punkt, dass Du der anderen Person danken kannst: »Ohne Dich wäre ich nicht an diesem Punkt in meinem Leben. Danke.«

ZENTRALE GEDANKEN:

VERGEBUNG – ENTFESSELE DICH

- Hältst Du an traumatischen Erlebnissen fest, dann »frierst« Du diese Gedanken und Emotionen in Deinem Gehirn ein.
- Du bist gefangen in der Vergangenheit.
- Vergebung löst diese Fesseln.
- Was würdest Du Dir selbst empfehlen?
- Vergebung befreit Dich und die andere Person.
- Der Nebeneffekt ist Freude und Dankbarkeit.

Gewahrsein – Konzentriere Dich

> *Achtsamkeit ist ein aufmerksames Beobachten, ein Gewahrsein, das völlig frei von Motiven oder Wünschen ist, ein Beobachten ohne jegliche Interpretation oder Verzerrung.*
>
> Jiddu Krishnamurti, indischer Philosoph (1895–1986)

Leben ist eine Manifestation dessen, worauf Deine Aufmerksamkeit gerichtet ist. Deine Energie. Energie verhält sich wie Wasser. Wenn ich Wasser auf Unkraut schütte, dann wächst dieses. Schütte ich es auf Blumen, so werden diese wachsen.

Dem Wasser ist es »egal«, worauf es gekippt wird. Energie tut es dem Wasser gleich. Nehme ich meine Energie und richte sie auf etwas Negatives, so wird die Negativität wachsen. Ängste, Leid, Furcht etc. werden größer, werden stärker.

Nchme ich meine Energie und investiere sie in etwas Positives, wird dieser positive Anteil wachsen und sich verstärken. Auch hier folgt die Energie der Aufmerksamkeit. Sei es nun positiv oder negativ.

Es ist daher entscheidend in Deinem Leben, was Dein Ziel ist. Was möchtest Du erreichen? Wohin möchtest Du, dass Deine Energie fließt? Indem Du Deine Energie in Richtung Deiner Absicht fließen lässt, wird sie – wachsen! Dann wird es sich im Außen manifestieren.

Um dieses Konzept besser zu verstehen, müssen wir unser Verständnis über unseren Geist vertiefen und wie er arbeitet: Wir unterscheiden dabei zwei Anteile: 1. unser Gewahrsein und 2. unseren Verstand. Beide hängen voneinander ab, sind aber unterschiedliche Aspekte. Es ist jetzt für das Verständnis extrem wichtig, dass Du mir gedanklich folgst. Im Idealfall kann dieses Verständnis Dein ganzes Leben verändern!

Steuere Dein Gewahrsein

Gehen wir zunächst zu Deinem Gewahrsein. Stelle Dir Dein Gewahrsein wie eine Taschenlampe vor. Dein Verstand ist aufgeteilt in verschiedene Bereiche. Dort gibt es neuronale Schaltkreise für Ärger, Wut, Freude, Sex, Heiterkeit, Kunst, Essen, Hass, Liebe etc. Stelle Dir diese Bereiche wie Schachteln vor. In jeder Schachtel befindet sich etwas anderes. Aber alle existieren jetzt. Dein Gewahrsein (die Taschenlampe) kann nun jedem Bereich Deines Vcrstandes (die Schachteln)

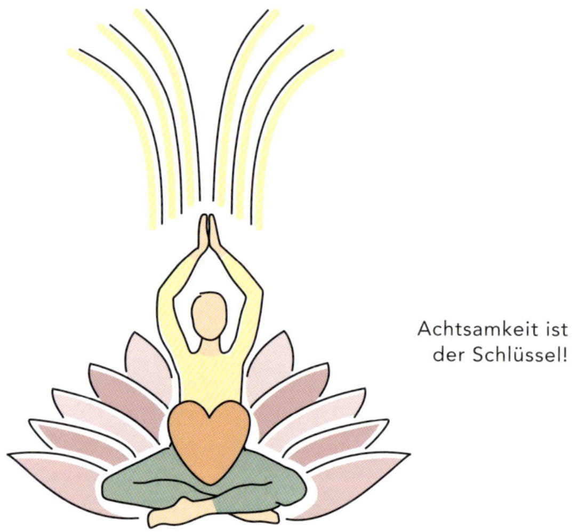

Achtsamkeit ist der Schlüssel!

in Deinem Gehirn Deine Aufmerksamkeit schenken. Du bist die Person, die entscheidet, welche Schachtel geöffnet wird.

Stelle Dir vor, Du nimmst Dein Gewahrsein und richtest Deine Energie auf die Freude aus. Dann aktivierst Du diesen Schaltkreis und Du freust Dich. Bist Du die Freude? Nein. Du bist Dir bewusst, freudvoll zu sein. Gehst Du mit Deinem Gewahrsein zum Bereich des Ärgers, dann aktivierst Du die Schachtel des Ärgers. Bist Du dann ärgerlich? Nein. Du bist nur in einem Bereich Deines Verstandes, der Ärger heißt. Wenn Du nun Deine Willenskraft nutzt (eine Art der Konzentration), dann kannst Du Dein Gewahrsein auf jeglichen Bereich Deines Gehirns richten, wohin auch immer Du willst! Alles klar?

Erinnerst Du Dich an unsere beiden Gartenbeete? Eines mit Unkraut und eines mit schönen Blumen? Welches Beet Du mit Wasser (Energie/Aufmerksamkeit) versorgst, das wird gedeihen. Ähnlich verhält es sich mit Deinem Gewahrsein und Deinem Verstand. Auf welchen Teil Deines Gehirns Du Dein Gewahrsein richtest, dieser Bereich erhält die Energie und wird aktiviert. Erinnere Dich bitte:

Energie folgt der Aufmerksamkeit.

Nehmen wir dieses theoretische Konzept und schauen, ob es der Alltagsbetrachtung standhält: Stelle Dir bitte vor, Du stehst im Supermarkt an der Kasse und willst Deine Sachen auf das Förderband legen. Plötzlich rempelt Dich ein Mann achtlos an, Deine Milchflasche fällt auf den Boden und zerbricht. Der fremde Mann hält nicht an, entschuldigt sich nicht, sondern stürmt ohne ein Wort aus dem Supermarkt. Du bist verärgert und fluchst vor Dich hin. Verständlich? Natürlich.

Du bezahlst, steigst in Dein Auto und fährst nach Hause. Du bist weiter ärgerlich und gehst die Szene immer wieder durch. Beim Abendbrot erzählst Du Deiner Partnerin den Vorfall. Du kannst Dich überhaupt nicht wieder beruhigen und bist weiter verärgert. So weit, so schlecht.

Legen wir das eingangs erwähnte Konzept auf die Supermarktgeschichte. Du wurdest angerempelt. Die Flasche ging zu Boden. In diesem Moment hast Du Dein Gewahrsein dem fremden Mann gegeben. Du hast diesem gestattet, die »Schachtel« von Ärger zu öffnen, und Du hast Dich entsprechend gefühlt. Die nächsten Stunden hielt der fremde Mann weiter Deine Taschenlampe (Gewahrsein) in den Händen, und der Schaltkreis von Ärger wurde aktiviert. Stunde um Stunde.

Du hast Dein Gewahrsein abgegeben. Nun hast Du stundenlang das Unkraut gewässert. Willst Du das so? Nein?

Dann hole Dir Deine Taschenlampe zurück und richte Dein Gewahrsein auf die Anteile, die Du aktivieren möchtest. Du könntest den Mann segnen, ihm alles Gute wünschen und Dir selbst einen freudvollen Abend machen. Und so wächst dein Blumenbeet. So ganz nebenbei, Du weißt ja nicht, warum der Mann so gehandelt hat. Vielleicht hat er einen Anruf bekommen, dass seine Frau ins Krankenhaus eingeliefert wurde.

Das oben genannte Prinzip nutzen Regisseure. Auch dort geben wir unser Gewahrsein an diese ab und lassen es zu, dass Bereiche von Angst, Freude, Heiterkeit und so weiter (je nach Film) aktiviert werden.

Noch einmal zur Vertiefung: Die Schachteln sind immer vorhanden. Jetzt. Aber Du entscheidest, ob Du Dein Gewahrsein an jemand anderen abgibst, wodurch eventuell ein B ereich aktiviert wird, den Du lieber geschlossen gelassen hättest. Es ist Deine Verantwortung, aber auch Deine Möglichkeit, den Strahl Deiner Taschenlampe auf die Schachtel zu richten, die Du aktivieren willst. Sei es nun Freude, Dankbarkeit, Leichtigkeit oder Mitgefühl. Wohin soll Deine Energie fließen?

Denn wohin Deine Energie fließt, das wird sich in Deinem Leben manifestieren. Das Ziel des Lebens ist es nicht, Deinen Geist zu kontrollieren, sondern dein Gewahrsein. Konzentriere Dich.

Konzentration ist die Fähigkeit,
Dein Gewahrsein für eine bestimmte Zeitspanne
auf eine Sache zu richten.

Dieses kann man üben. Achtsamkeit ist der Schlüssel. Mache das, was Du gerade tust, egal ob Hände waschen, gehen oder telefonieren, voller Achtsamkeit. Du machst nichts anderes. Du bist gegenwärtig im jetzigen Moment.

Je mehr Du übst, desto besser wirst Du darin. Schaue Dir viele Menschen an, wie oft sie sich ablenken lassen. In der Schule heißt es ja immer: »Konzentriere Dich!« Hat man es uns beigebracht? Gibt es jetzt ein Unterrichtsfach, um die Konzentrationsfähigkeit beigebracht zu bekommen? Ich fürchte nicht.

Ich empfehle zwei einfache Methoden, um die Konzentrationsfähigkeit zu schulen:

1. Setze Dich ruhig und entspannt vor eine angezündete Kerze. Richte Dein Gewahrsein auf die Flamme. Werde »einpünktig«. Einfach sitzen und in die Flamme schauen, ohne eine Bewertung vorzunehmen. Nur betrachten. Jeden Tag 10–15 Minuten. Oder alternativ:
2. Sitze ruhig. Niemand darf Dich stören. Atme ein und aus und richte Dein Gewahrsein auf Deinen Atem. Lasse ihn frei fließen. Wenn die Gedanken abschweifen werden (das werden sie), gehe mit Deiner Aufmerksamkeit sanft zu Deinem Atem zurück. Auch hier empfehle ich täglich 10–15 Minuten.

Beide Übungen sind geeignet, Deine Konzentrationsfähigkeit und damit Dein Gewahrsein zu schulen. Gehen wir mit diesem Wissen noch einmal zu unserem Garten. Was wirst Du ab heute mit Deinem Unkrautbeet tun? Was mit Deinem Blumenbeet? Verwende jeden Tag eine gewisse Zeit für Dich und wende Dich Deinem »Lebensgarten« zu. Wie wird der Garten nach 1 Monat, nach 1 Jahr aussehen, wenn Du Deinen Job gemacht hast?

Im abschließenden Kapitel dieses Buches geht es um den Samen, den Du in Dein Blumenbeet pflanzen willst.

ZENTRALE GEDANKEN:

GEWAHRSEIN – KONZENTRIERE DICH

- Gewahrsein und Verstand sind zwei unterschiedliche Anteile, die voneinander abhängig sind.
- Richte ich mein Gewahrsein auf das Positive, dann wächst das Positive.
- Richte ich mein Gewahrsein auf das Negative, dann wächst das Negative.
- Das Gewahrsein aktiviert die Areale in meinem Gehirn, die dann eine Emotion hervorrufen.
- Die Energie folgt dabei der Aufmerksamkeit.
- Schule Deine Konzentration, um Dein Gewahrsein zu kontrollieren.

Lass Wunder geschehen

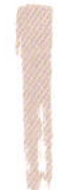

Sei Schöpfer und nicht nur Teil der Schöpfung.

Ingo Rudolf, Autor und Arzt

Abschließend gestatte mir, einige philosophisch-spirituelle Aspekte aufzuzeigen. Versuche, es ohne Vorbehalte zu lesen, lass es tief in Dich hineinfallen und schaue, was entsteht. Ich wünsche Dir viel Freude.

Alles, was wir menschlichen Wesen auf diesem Planeten kreiert haben, wurde zunächst in unserem Geist erschaffen. Erst der Gedanke, dann die Manifestation. Alles, was wir sehen, entsteht vom Menschen. Erst findet es einen Ausdruck im Geist, danach manifestiert es sich in der äußeren Welt. Die wundervollen Dinge, die wir auf dem wunderschönen Planeten erschaffen haben, ebenso wie die schrecklichen Dinge. Beides kommt aus dem menschlichen Geist.

Es ist daher extrem wichtig, dass wir zuerst lernen, die richtigen Dinge in unserem Geist zu kreieren. Wenn wir nicht die Kraft haben, unseren Geist auf die Art und Weise zu nutzen, wie wir es wollen, so erschaffen wir Dinge in der Welt zufällig und willkürlich. Zu lernen, wie wir mit unserem Geist kreieren, ist die Basis, die Welt zu gestalten, die wir uns wünschen.

Eine wundervolle Geschichte aus den yogischen Überlieferungen mag dieses veranschaulichen: An einem bestimmten Tag ging ein Mann spazieren. Er ging lange. Zufällig gelangte er ins Paradies. Günstig, nicht wahr? Nach dem langen Spaziergang war er müde. Er dachte: »Oh, ich bin müde. Ich wünsche mir, eine Pause zu machen.« Er fand einen Baum, unter dem er schlief. Nach einigen Stunden wachte er auf. Er fühlte sich erfrischt, war aber hungrig. So wünschte er sich etwas zu essen. Alle Speisen, an die er dachte, erschienen vor ihm. Er aß. Danach hatte er Durst. So wünschte er sich etwas zu trinken. Auch seine Getränke erschienen auf wundersame Weise.

Im Yoga wird der Geist oft mit einer Horde Affen verglichen. Ein Affe bewegt sich oft unnötig und imitiert. Dieses sind auch Qualitäten im menschlichen Geist. Er springt hin und her und imitiert.

Unsere Person registrierte: Sie fragte nach Essen und es kam. Sie fragte nach Getränken und auch diese kamen. So dachte unsere Person bei sich: »Hier müssen Geister sein.« Du erahnst es schon. Und die Geister kamen. Sie dachte weiter: »Die Geister werden mich umzingeln und foltern.« Sofort umzingelten die Geister sie und begannen, sie zu foltern. Sie fing an zu schreien vor Schmerzen und sagte sich: »Sie werden mich umbringen.« Und – sie starb!

Die Person aus unserer Geschichte saß unter einem Kalpavriksha oder einem Wunschbaum. Brauchst Du so einen Baum? Natürlich nicht.

Organisiere Deinen Geist

Ein gefestigter Geist, ein Geist im Stadium von Samyukti ist wie ein Wunschbaum. Wenn Du Deinen Geist auf ein bestimmtes Level organisiert hast, so wird dieses dazu führen, dass das gesamte »System« organisiert ist. Dein Körper, Deine Emotionen, Deine Energie, alles wird in diese Richtung organisiert und ausgerichtet.

Sobald alle diese vier Dimensionen von Dir – Dein physischer Körper, Dein Geist, Deine Emotionen und die fundamentale Lebensenergie – in eine konstruktive Richtung organisiert sind, wird sich alles erfüllen, was Du Dir wünschst, ohne den »kleinen Finger zu bewegen«. Halte den Fokus unerschütterlich in diese Richtung für eine bestimmte Zeit.

Im Moment ist das Problem mit Deinem Geist, dass er jeden Moment seine Richtung ändert. Die Horde Affen scheucht Dich durch die Gegend. Es ist ungefähr so, als ob Du irgendwohin reisen möchtest und Du alle zwei Schritte Deine Richtung änderst. Die Wahrscheinlichkeit, dass Du Dein Ziel erreichst, ist sehr gering. Es sei denn, Du veränderst etwas! Dieses bedeutet: Organisiere Deinen Geist, so wird das gesamte System organisiert.

Sobald wir uns ermächtigt haben, ist es sehr wichtig, dass unsere physischen Handlungen, unsere emotionalen Handlungen, mentalen Handlungen und unsere energetischen Handlungen kontrolliert werden und in die gewünschte Richtung laufen. Wenn es nicht so ist, werden wir destruktiv. Selbstschädigend. Das ist dann unser Problem. Wir handeln nicht bewusst, sondern aus einer zwanghaften Aktion heraus. Unseren Geist zu organisieren, bedeutet, von einer zerstreuten Aktivität in eine bewusste Aktivität zu wechseln.

Werde Dir klar, was Du möchtest

Der Glauben spielt dabei eine wichtige Rolle. Das, was ich glaube, determiniert mein Ergebnis. Nehmen wir an, Du möchtest ein Haus bauen. Du sagst Dir aber, dass Du nicht genug Geld hast und es nicht möglich sein wird. In dem Moment, in dem Du sagst, dass es nicht möglich ist, sagst Du damit: »Ich möchte es nicht.« Auf der einen Seite kreierst Du ein Verlangen, dass Du etwas möchtest, auf der anderen Seite sagst Du Dir: Ich möchte es nicht. In diesem Konflikt wird es eher nicht geschehen, dass das eintritt, was Du Dir wünschst.

Jemand, der »gläubig« ist (und ich meine hier nicht zwangsläufig den religiösen Glauben) mit einfachem Geist, wird es erfahren. Höre auf zu denken. Komm vom Glauben zum Wissen. Wisse, dass es vollbracht ist. In diesem Glauben gibt es keine negativen Gedanken. Was Du Gott zuordnest, ist die Quelle aller Kreationen.

Stelle Dir die Frage, wie Du denkst. Was liegt gedanklich in Deinem Fokus? Wie viel Stabilität ist in Deinen Gedanken?

Wenn Du realisieren würdest, wie kraftvoll Deine Gedanken sind, dann würdest Du niemals einen negativen Gedanken denken.

Glaubst Du, dass Deine Gedanken Realität werden oder ist es ein »leerer« Gedanke? Was möglich ist oder nicht, ist dabei nicht Deine Aufgabe. Es ist Aufgabe der »Natur«. Deine einzige Aufgabe ist es, das anzustreben, was Du möchtest.

Die Erlebnisse aus Deiner Vergangenheit sind dabei die Basis Deiner Glaubenssätze. Du entscheidest somit aufgrund der Erfahrungen aus der Vergangenheit, ob etwas möglich ist oder nicht. Mit anderen Worten: Was bis jetzt nicht in Deinem Leben passiert ist, wird auch nicht in der Zukunft passieren. Willst Du, dass es so bleibt? Was heute auf diesem Planeten noch nicht geschehen ist, kann morgen passieren. Menschen sind dazu in der Lage.

Schaue genau hin, was Du möchtest. Und wenn Du Deine Gedanken auf eine kraftvolle Art und Weise sortiert hast, ohne jegliche Negativität, ohne jegliche negativen Gedanken, werden sie sich manifestieren. Du musst Dir klar sein, was Du möchtest. Wenn Du nicht genau weißt, was Du möchtest, so wird es nicht gelingen.

Sei Schöpfer des Friedens für Dich und die Welt

Eigentlich möchte jeder Mensch freudig leben, in Frieden sein, geliebt werden und liebevoll angenommen werden, so wie er ist. Oder anders ausgedrückt: freundlich mit sich und anderen umgehen.

Geschieht dieses in unserem Körper, so nennen wir es Gesundheit und Freude.

Geschieht es im Geist, so nennen wir es Frieden und Spaß.

Geschieht es auf emotionaler Ebene, so nennen wir es Mitgefühl und Liebe.

Geschieht es energetisch, nennen wir es Ekstase und Segen.

Danach streben alle menschlichen Wesen. So sollten wir diese Anteile nun direkt kreieren und uns dafür einsetzen. Lasst uns zusammen eine friedliche, freudige und liebevolle Welt kreieren. Für uns selbst und für alle um uns herum. Starte jeden Morgen mit diesen einfachen Gedanken in Deinem Geist: »Egal, wo ich mich heute aufhalte, ich werde eine friedliche, freudige und liebevolle Welt kreieren.«

Motion ist Bewegung. Und sie ist der Vorläufer der Emotion. Gehe los und setze Dich in Bewegung in die Richtung, die Du möchtest. Und die entsprechende Emotion wird folgen. Nutze die Heilkraft der Liebe für Dich und den Planeten. Und wenn Du fällst, dann stehst Du wieder auf. Organisiere Deinen Geist und das Wunder geschieht!

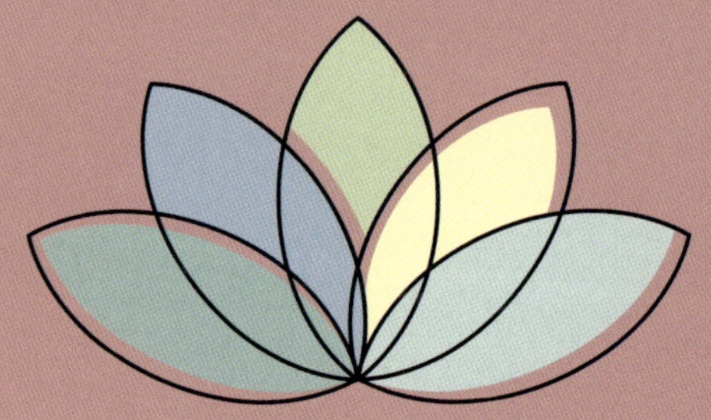

4-IN-1-MEDITATION

Täglich so zu meditieren hilft Dir,
den Alltag leichter und mit Freude zu gestalten.

Ich habe eine Meditation kreiert für den Alltag. Die Meditation dient nicht dazu, Deinen Geist zu »leeren«. Sie ist eine moderne Adaption aus alten Meditationspraktiken. Wir sind nun mal keine Mönche oder Nonnen, die den Tag mit Kontemplation verbringen können – zumindest die meisten von uns. Wir haben unseren Alltag zu meistern. Der Zweck der Meditation dient also dazu, das Leben freudvoll zu gestalten.

Dafür empfehle ich, die vier Phasen der Meditation jeden Morgen durchzuführen. Der Zeitaufwand beträgt ca. 20 Minuten. Du solltest im Idealfall täglich meditieren. Da ich Deine Einwände schon hören kann, gehe ich direkt darauf ein: Wenn Du mir sagst: »Dafür habe ich keine Zeit«, dann antworte ich: »Du wirst, indem Du regelmäßig meditierst, mehr Zeit am Tag zur Verfügung haben. Die Meditation fördert Deine Kreativität und Deine Konzentrationsfähigkeit, wodurch Du Probleme schneller lösen wirst und Deine Handlungen eine höhere Qualität bekommen. Zusätzlich wirst Du, durch mehr Gelassenheit, als Folge der Meditation, die Anforderungen des Alltags effektiver und mit mehr Freude lösen können.«

Wenn Du mir sagst: »Ich kann nicht stillsitzen«, dann antworte ich: »Es ist egal, wie Du sitzt. Du kannst bei der 4-in-1-Meditation nichts falsch machen. Du musst nur eine Entscheidung treffen, Dein Gewahrsein auf diese vier Anteile zu richten. Lass alle Erwartungen los. Der Effekt kommt immer – früher oder später. Sonst wäre es ja auch verwunderlich, dass Millionen Menschen auf unserem Planeten täglich meditieren.«

Wenn Du mir sagst: »Ich kann meinen Geist nicht zur Ruhe bringen«, dann antworte ich: »Es ist okay. Dein Geist wird von mir durch diese vier Phasen gebracht. Lass Deinen Geist ruhig aktiv sein. Verknüpfe Deine Gedanken mit den Anleitungen aus der Meditation.«

Bist Du nun bereit? Hast Du Lust zu starten? Gehen wir die vier Phasen einmal durch. Schematisch kannst Du es Dir so vorstellen:

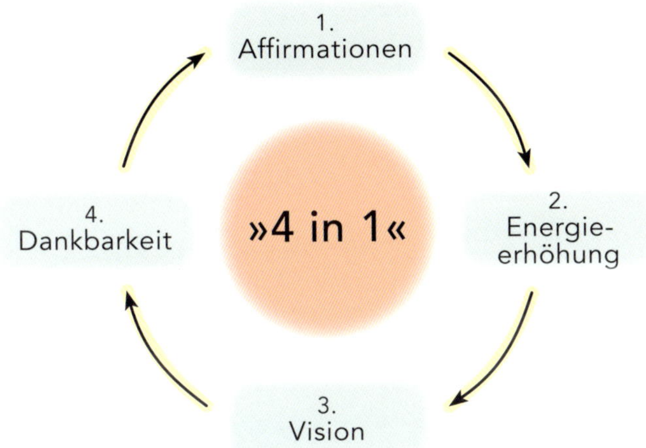

1. Affirmationen

In dieser Phase geht es darum, Deine Verbundenheit mit Dir und anderen zu stärken. Du bringst zum Ausdruck, dass Du Dich so liebst, wie Du bist. Immer tiefer gehst Du in das Mitgefühl und die Liebe zu Dir selbst. Ich gebe Dir einige Alternativen vor. Du kannst sie natürlich nach Deinen Bedürfnissen und Wünschen anpassen.

Affirmationen sind Gedanken, Ideen und Informationen, die Dein Bewusstsein »reprogrammieren«. Dadurch veränderst Du Deine Realität. Denn Bewusstsein ist der Boden, aus dem die gesamte Realität entsteht. Je nachdem, wie unser Bewusstsein programmiert ist, so ist auch unser Körper programmiert. Affirmationen beeinflussen die Art und Weise, wie wir denken, unsere Emotionen, unsere Sinneswahrnehmungen, beeinflussen die Art und Weise, wie wir die Welt sehen. Ja, es geht sogar so weit, dass durch Affirmationen unsere Biologie verändert wird. Dadurch kannst Du die ganze Liebe zu Dir und zu anderen ausdrücken, die Du kreieren möchtest.

In der Anfangsphase dieser Meditation möchte ich, dass Du Dein Herz öffnest und die Affirmationen tief in Dich eindringen lässt. Versuche die damit einhergehenden Gefühle zu generieren.

2. Energieerhöhung

Um in den Worten des berühmten Physikers Nikola Tesla (1856–1943) zu sprechen: »Wenn Du das Universum verstehen willst, denke in den Begriffen Energie, Frequenz und Schwingung.«

Quantenphysikalisch bestehen wir fast nur aus Energie. Die alten Weisen aus dem Osten ordneten unserem Körper bestimmte Energiezentren, die sogenannten Chakren, zu. So trägt nicht nur jede Zelle in unserem Körper eine bestimmte Energie/Frequenz, sondern auch unsere Gedanken. Das Wort Liebe hat eine andere energetische Schwingungsfrequenz als das Wort Hass. Gedanken und Worte haben direkten Einfluss auf den Körper. Wir bestehen nur aus Atomen. Sobald sich zwei Atome zu einem Molekül zusammenschließen und Informationen austauschen, haben sie unterschiedliche physikalische Eigenschaften. Es entsteht ein unsichtbares Energiefeld um die Materie.

Sobald Du die Energie Deiner Atome erhöhst, sorgst Du für eine kohärente, also geordnete Energie. Dadurch wirst Du eine bestimmte Frequenz ins Feld, Deine Umgebung, ausstrahlen. Nach dem Gesetz der Resonanz wirst Du genau die Dinge in Dein Leben »ziehen«, die dieser Energie entsprechen.

In dieser Phase der Meditation möchte ich also, dass Du Dich erhaben, groß und unbesiegbar fühlst. Strahle diese Kraft und Würde durch Deine Sitzhaltung aus und lass auch hier die stärkenden Affirmationen auf Dich wirken.

3. Vision

In dieser Phase ziehst Du Deine Aufmerksamkeit von Deinem aktuellen Leben ab und richtest Deinen Fokus auf Deine Zukunft. Dafür musst Du eine klare Vision kreieren. Mache Dir also Gedanken darüber, wer Du in Deiner Zukunft sein möchtest, wie Du leben möchtest und was Dich glücklich machen würde. Das Gehirn, wie bereits erwähnt, macht dabei keinen Unterschied zwischen dem, was Du tust, und dem, was Du Dir nur vorstellst. Neurophysiologisch passiert das Gleiche!

Durch die Visualisierung hilfst Du Deinem Gehirn dabei, den optimalen Weg zum Erreichen Deiner Ziele zu finden. Stelle Dir vor und fühle es, wie Dein Leben wäre, wenn Du Deine Ziele bereits erreicht hättest. Die Emotionen sind dabei alles entscheidend. Sonst würdest Du nur positives Denken praktizieren. Und das ist wertlos. Nur durch die Gefühle bindest Du Deine Vision an Dich. Fühle es, rieche es, schmecke es. Lass es zu einem sensorischen Erlebnis werden. Jetzt.

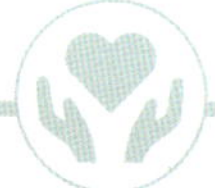

In dieser Phase der Meditation möchte ich, dass Du mental in Deine Visionen gehst, die Bilder von Dir, in Deiner angestrebten Zukunft, und es emotional schon jetzt fühlst.

4. Dankbarkeit

In der abschließenden Phase der 4-in-1-Meditation geht es um Dankbarkeit. Wann bin ich für gewöhnlich dankbar? Wenn ich etwas bekomme. Richtig.

Indem Du in dem emotionalen Zustand der Dankbarkeit verweilst, gibst Du dem »Feld« das ultimative Signal. Du sendest durch diese Emotion die Botschaft aus, dass die Visionen zu Dir kommen. Wie Dr. Joe Dispenza, einer meiner inspirierendsten Mentoren, immer sagt: »Dankbarkeit ist der ultimative Zustand des Empfangens.« Du signalisierst dem Universum: »Ich bin bereit, die Geschenke zu empfangen.«

Du kannst aber auch dankbar für die schönen und guten Sachen in Deinem jetzigen Leben sein. Halte die Energie der Dankbarkeit, und dann beendest Du die Meditation. Nimm diese Emotion aus der Meditation mit in den neuen Tag. Ich glaube, es ist eine gute Sache, so in den Tag zu starten. Viel Spaß!

In der abschließenden Phase der Meditation gehst Du emotional in den Zustand der Dankbarkeit. Denn Dankbarkeit ist der ultimative Zustand des Empfangens. Lass die Geschenke des Universums zu Dir kommen.

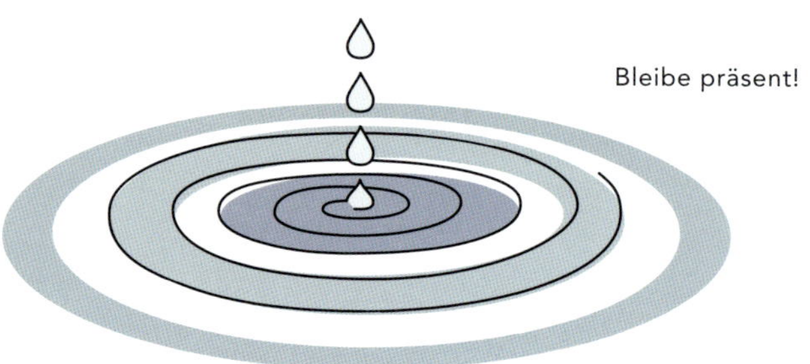

Praktische Meditation

Musikempfehlungen für die 4-in-1-Meditation

1. **Phase Affirmationen:** Barry Goldstein von der CD Yoga Journeys, »The Universal Breath«, Dauer: 5:53 Minuten
2. **Phase Energieerhöhung:** Barry Goldstein von der CD Ignite the Heart 2, »Rain Rhythm Drum Circle«, Dauer: 6 Minuten
3. **Phase Vision:** Barry Goldstein von der CD The Secret Language of the Heart, Vibrational Program, »Relaxation Center«, Dauer: 5:40 Minuten
4. **Phase Dankbarkeit:** Barry Goldstein von der CD The Secret Language of the Heart, The ultimate Playlist, »Gratitude: The Heart Codes«, Dauer: 5:27 Minuten

Gesamtspielzeit bei dieser Playlist: ca. 22 Minuten

MEDITATIONSTEXT

Atme ruhig ein – und wieder aus. Entspanne Deinen Körper.

Du bist in Sicherheit.

Aus diesem Gefühl der Sicherheit öffne Dein Herz und lass die folgenden Affirmationen tief in Dein Herz sinken:

»Mein Geist und Körper sind in Einheit mit dem Universum.«

»Ich bin es wert, Freude und Erfolg zu erreichen.«

»Ich ziehe alles in mein Leben, was ich mir wünsche.«

»In Leichtigkeit genieße ich den Tag.«

»Meine Projekte gelingen mühelos.«

»Ich bin heil in Körper, Geist und Seele.«

»Ich bin dankbar zu leben und genieße den Moment.«

»Ich lasse die Vergangenheit los und verzeihe.«

»Ich realisiere meine Träume in Leichtigkeit.«

»Ich bin glücklich. Ich bin gesund. Ich bin wohlhabend.«

»Ich sehe Liebe. Ich fühle Liebe. Ich bin Liebe.«

Nun ist der Moment gekommen, in eine aufrechte Körperhaltung zu kommen. Strahle Würde und Kraft aus. Öffne Deinen Geist und erhöhe die Energie durch folgende Affirmationen:

»Meine Energie erhöht sich jeden Tag.«

»Die Kraft der Manifestation wächst Tag für Tag.«

»Ich bin stark und unverwüstlich.«

»Mein Immunsystem ist stark und kraftvoll.«

»Ich bin erfolgreich in allem, was ich tue.«

»Ich glaube an meine eigene Stärke.«

»Ich bin voller Energie.«

»Ich bin ein Gefäß nie endender Stärke und Kraft.«

»Ich bin Kraft. Ich bin Stärke. Ich bin Energie.«

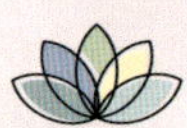

Und nun bitte ich Dich, gehe mit Deiner Aufmerksamkeit in Deine Vision von Dir in Deiner Zukunft. Stelle Dir jeden Abschnitt Deines Tages perfekt vor. Du bist voller Energie und gut gelaunt. Gelange in einen neuen Seinszustand. Was möchtest Du nun gern über Dich und Dein Leben glauben und wahrnehmen? Und wie würde sich das anfühlen?

Dimensioniere Deine Vision. Fühle es. Lass Dein Bewusstsein und Deine Energie Deinen Körper verändern. Lass Dich durch diesen Augenblick neu definieren. Wie geht diese Person? Wie spricht diese Person? Wie geht sie mit sich und anderen Menschen um?

Verschmelze mit dieser Person aus Deiner Zukunft. Wie würdest Du aus diesem neuen Seinszustand heraus leben? Welche neuen Entscheidungen wirst Du treffen? Wie wirst Du lieben?

Öffne Dein Herz und glaube an Deine Möglichkeiten.

Atme. Fühle. Jetzt.

Und nun lass alles los. Gehe in einen Zustand der Dankbarkeit. Danke für Dein neues Leben. Für die Fülle und Leichtigkeit. Danke Deinem Körper. Er ist Dein Tempel. Jede Zelle in Deinem wunderschönen Körper ist angefüllt mit Dankbarkeit. Du strahlst dieses Gefühl aus und es umgibt Deinen ganzen Körper. Bedanke Dich, dass Deine Visionen bereits jetzt verwirklicht sind. Denn Dankbarkeit bedeutet: »Es ist bereits geschehen.« Danke für Deine neue Zukunft. Verweile noch einen Moment in diesem Gefühl.

Und wenn Du nun so weit bist, komme langsam mit Deiner Aufmerksamkeit ins Hier und Jetzt. Halte die Energie der Dankbarkeit und nimm sie mit in Deinen Alltag. Öffne nun die Augen und genieße den Tag.

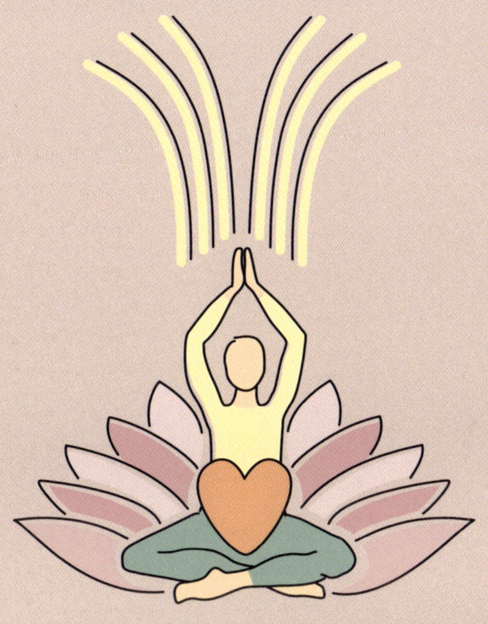

Der wichtigste Augenblick
in Deinem Leben ist jetzt,
der wichtigste Ort in Deinem Leben
ist hier und der wichtigste Mensch
in Deinem Leben bist Du.

Jochen Mariss, Autor

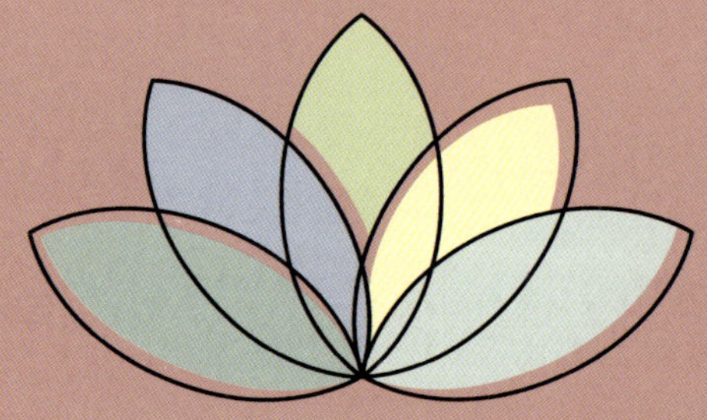

ZU GUTER LETZT

Zum Weiterlesen

Fuchs, Christine & Hess, Sam: Rituelle Hausräucherung. Nymphenburger 2019

Fuchs, Christine & Wilms, Ralph: Räuchern für tiefe Meditationen: Ruhe, Entschleunigung und Konzentration. Nymphenburger 2020

Fuchs, Christine: Räuchern im Rhythmus des Jahreskreises. Nymphenburger 2022

Heidböhmer, Ellen: 7 Minuten Selbstfürsorge – Atempausen für jeden Tag. Nymphenburger 2022

Iding, Doris: 7 Minuten Chakrenpower – Atempausen für jeden Tag. Nymphenburger 2022

Jakoby, Bernard: Warum sind wir auf der Erde? Nahtoderfahrungen und Rückführungen – und was sie uns über den Seelenplan des Lebens sagen. Nymphenburger 2022

Schache, Ruediger: Die Selbstliebe-Illusion – 7 große Selbstirrtümer und wie Du wirklich bei Dir ankommst. Nymphenburger 2022

Schlaich, Guido: Weshalb mich weniger Besitz glücklich macht. Mit Minimalismus mehr Klarheit im Leben. Nymphenburger 2021

Veit, Myriam: Die Heilkraft der Raunächte. Nymphenburger 2021

Zenz, Diana: Aromatherapie für die Seele. Mit natürlichen Düften das eigene Selbst entfalten. Nymphenburger 2020

Quellenhinweise

1. J. B. Moseley, Jr., N. P. Wray, D. Kuykendall et al.: Arthroscopic Treatment of Osteoarthritis of the Knee: a Prospecite, Randomized, Placebo-controlled Trial. Results of a Pilot Study. American Journal of Sports Medicine Bd. 24, Nr. 1, S. 28–34 (1996).
2. J. B. Moseley, Jr., K. O'Malley, N. J. Petersen et al.: A controlled Trial of Arthroscopic Surgery for Osteoarthritis of the Knee. New England Journal of Medicine Bd. 347, Nr. 2, S. 81–88 (2002).
3. T. Maruta, R. C. Colligan, M. Malinchoc et al.: Optimists vs. Pessimists: Survival Rate Among Medical Patients over a 30-Year Period. Maxo Clinic Proceedings Bd. 75, Nr. 2, S. 140–143 (2000).
4. T. Maruta, R. C. Colligan, M. Malinchoc et al.: Optimism-Pessimism Assessed in the 1950s and Self-Reported Health Status 30 Years later. Mayo Clinic Proceedings Bd. 77, Nr. 8, S. 748–753 (2002).
5. B. R. Levy, M. D. Slade, S. R. Kunkel et al.: Longevity Increased by Positive Self-perceptions of Aging. Journal of Personality and Social Psychology Bd. 83, Nr. 2, S. 261–270 (2002).
6. T. Luparello, H. A. Lyons, E. R. Bleecker et al.: Influences of Suggestion on Airway Reactivity in Asthmatic Subjects. Psychosomatic Medicine Bd. 30, Nr. 6, S. 819–829 (1968).
7. R. Mc. Craty, M. Atkinson, D. Tomasino et al.: The Coherent Heart: Heart-Brain Interactions, Psychophysiological Coherence, and the Emergence of System-Wide Order. Integral Review Bd. 5, Nr. 2, S. 10–115 (2009).

8. T. Allison, D. Williams, T. Miller et al.: Medical and Economic Costs of Psychologic Distress in Patients with Coronary Artery Disease. Mayo Clinic Proceedings Bd. 70, Nr. 8, S. 734–742 (1995).
9. C. Holden: Child Development: Small Refuges Suffer the Effects of Early Neglect. Science 274 (5290), S. 1076–1077 (1996).
10. S. C. Segerstrom, G. E. Miller: Psychological Stress and the Human Immune System: a Meta-Analytic Study of 30 Years of Inquiry. Psychological Bulletin 130(4), S. 601–630 (2004).
11. B. S. McEwen, T. Seeman: Protective and Damaging Effects of Mediators of Stress: Elaborating and Testing the Concepts of Allostasis and Allostatic Load. Annals of the New York Academy of Science 896, S. 30–47 (1999).
12. L. R. Squire, E. R. Kandel: Memory, From Mind to Molecules. New York: Scientific American Library (1999).
13. S. E. Taylor, L. C. Klein, B. P. Lewis, T. L. Gruenewalk, R. A. Gurung, J. A. Updegraff: Biobehavioral Responses to Stress in Females: Tend-and-befriend, not Fight-or-Flight. Psychological Review 107 (3), S. 411–429 (2000).
14. T. K. Inagaki, N. I.: Neural Correlates of Giving Support to a Loved One. Psychosomatic Medicine 74(1), S. 3–7 (2012).
15. L. Strazdins, A. L. Griffin, D. H. Broom, S. D. Satur: The Sociocultural Appraisals, Values and Emotions (SAVE) Framewok of Prosociality: Core Processes from Gene to Meme. Annual Review of Psychology 65, S. 425–460 (2014).

16. C. Mogilner, Z. Chance, M. I. Norton: Giving Time Gives You Time. Psychological Science 23 (19), S. 1233–1238 (2012).
17. M. Muraven, D. M. Tice, R. F. Baumeister: Self-Control as Limited Resource: Regulatory Depletion Patterns. Journal of Personality and Social Psychology 74, S. 774–789 (1998).
18. R. F. Baumeister, E. Bratskavsky, C. Finkenauer, K. D. Vohs: Bad is Stronger than Good. Review of General Psychology 5, S. 323–370 (2001).
19. S. de Shazer, Y. Dolan, H. Korman, T. Trepper, E. McCollum, I. K. Berg: More than Miracles: The State of the Art of Solution-Focused Brief Therapy. Routledge 2007.
20. M. Beer, R. A. Eisenstat, B. Spector: The critical Path to Corporate Renewal. Harvard Business School 1990.
21. J. P. Kotter, D. S. Cohen: The Heart of Change. Harvard Business School 2002.
22. S. Orbell, P. Sheeran: Motivational and Volitional Processes in Action Initiation: A Field Study of the role of Implementation Intentions. Journal of Applied Social Psychology 30, S. 780–797 (2000).
23. D. Ried: Das chinesische Gesundheitsbuch. Econ 1994.
24. D. Frawley: Soma, Verjüngung und Unsterblichkeit. Windpferd 2012.
25. Deepak Chopra, R. E. Tanzi: Supergene, S. 408 ff. Nymphenburger 2015.
26. O. Warburg. The Metabolism of Tumors. Constable 1930.
27. O. Warburg. On the Origin of Cancer Cells. Sience 123, Nr. 3191, S. 309–14 (1956).
28. S. H. Holt et al.: An Insulin Index of Foods: The Insulin Demand Generated by 1000-kJ Portion of Common Foods. Am J. Clin Nutr 66 (5), S. 1264–76 (1997).

29. T. Colin Campbell, T. M. Campbell: Die „China-Studie“. Verlag für Ganzheitliche Medizin 2010.
30. R. K. Johnson et al.: Dietary Sugars Intake and Cardiovascular Health: A Scientific Statement from the American Heart Association. Circulation 120, Nr. 11, S. 1011–1020 (2009).
31. Statistik des Bundesamtes für Ernährung und Landwirtschaft 2017/2018.
32. R. Dahlke: Peacefood. Gräfe und Unzer 2011.
33. M. Salehi et al.: Meat, Fish and esophageal Cancer Risk: a systematic review and dose-Response meta-Analysis. Nutrition Reviews 71, Nr. 5, S. 257–267 (2013).
34. L. N. Kolonel: Nutrition and Prostate Cancer. Cancer Causes and Control 7, Nr. 1, S. 83–94 (1996).
35. G. R. Howe, J. D. Burch: Nutrition and Pancreatic Cancer. Cancer Causes and Cortol 7, Nr. 1, S. 69–82 (1996).
36. E. Destefani et al.: Meat Intake, Herocyclic Amines and Risk of Colorectal Cancer. International Journal of Oncology 10, Nr. 3, S. 573–80 (1997).
37. J. R. Herbert, T. G. Hurley, Y. Ma: The Effect of Dietary Exposures on Recurrence and Mortality in Early Stage Breast Cancer. Breast Cancer Research and Treatment 51, Nr. 1, S. 17–28 (1998).
38. K. Klipstein-Grobusch et al.: Dietary Iron and Risk of Myocardial Infarction in the Rotterdam Study. Am. J. Epidemiol. 149 (5), S. 421–428 (1999).
39. G. Blok, B. Patterson, A. Subar: Fruit, Vegetables and Cancer Prevention: A Review of the Epidemiological Evidence. Nutrion and Cancer 18, Nr. 1, S. 1–29 (1992).
40. H. Vainio/E. Weiderpass: Fruit and Vegetables in Cancer Prevention. Nutrition and Cancer 54, Nr. 1, S. 111–42 (2006).

41. J. P. Pierce et al.: Greater Survival after Breast Cancer in Physically Active Women and High Vegetable. Fruit Intake Regardless of Obesity. Journal of Clinical Oncology 25, Nr. 17, S. 2345–2351 (2007).
42. S .J. Jackson, K. W. Singletary: Sulforaphane Inhibits Human MCF-7 Mammary Cancer Cell Mitotic Progression and Tubulin Polymerization. Journal of Nutrition 134, Nr. 9, S. 2229–2236 (2004).
43. Q. Menge et al.: Suppression of Breast Cancer Invasion and Migration by Indole 3-Carbinol: Associated with Up-Regulation of BRCA1 and E-Cadherin/Catein Complexes. Journal of Melecular Medicine 78, Nr. 3, S. 155–165 (2000).
44. Z. Dong: Effects of Food Factors on Signal Transduction Pathways. Biofactors 12, Nr. 1–4, S. 17–28 (2000).
45. G. E. Dunaif, T. C. Campbell: Relative Contribution of Dietary Protein Level and Aflatoxin B1 Dose in Generation of Presumptive Preneoplastic Foci in Rat Liver. Journal of the national Cancer Institute 78, Nr. 2, S. 365–369 (1987).
46. L. Regenstein: How to Survive in America the Poisoned. Acropolis Books 103 (1982).
47. R. Dahlke: Das große Buch vom Fasten. Goldmann 2010.
48. R. Dahlke: Schutz vor Infektionen. Terzium 2020.
49. Ökologie und Landbau, Stiftung Ökologie und Landbau, Bad Dürkheim (4/2012).
50. J. E. Dimsdale: Psychoneuroimmunologie und Psychotherapie. Stuttgart: Schattauer 2011.
51. C. Son, Y. Miyazaki et al.: Physiological and Psychological Effects of Walk in Urban Parks in Fall. Int. J Environ Res Public Health 12 (11), S. 14216–14228 (2015).

52. C. Song, Y. Miyazaki et al.: Physiological and Psychological Responses of Young Males During Spring-time Walks in Urban Parks. J Physiol Anthropol. 33(8), (2014).
53. H. Ikei, C. Song, Y. Miyazaki: Physiological Effects of Wood on Humans: A review. J. Wood Sci 63 (1), S. 1–23 (2017).
54. M. S. Lee, Y. Miyazaki et al.: Physiological Relaxation Induced by Horticultural Activity: Transplanting Work Using Flowering Plants. J Physiol Anthropol. 32(15), (2013).
55. Q. Li et al.: Effect of Phytoncides from Forest Environments on Immune Function. Forest Medicine 159–169 (2013).
56. C. Song, H. Ikei, Y. Miyazaki: Physiological Effect of Nature Therapy: A Review of Research in Japan. Int. J Environ Res Public Health 13 (8), S. 781 (2016).
57. L. Rensing: Mensch im Stress – Psyche, Körper, Moleküle. Heidelberg: Springer 2013.
58. B. J. Park et al.: Psychological Evaluation of Forest Environment and Physical Variables. Forest Medicine, S. 37–54 (2013).
59. H. Ikei et al.: Physiological Effects of Wood on Humans: a Review. J. Wood Sci. 63 (1), S. 1–23 (2017).
60. H. Ikei et al.: Effects of Olfactory Stimulation by alpha-Pinene on Autonomic Nervous Activity. J Wood Sci 62 (6), S. 568–572 (2016).
61. E. M. Selhub et al.: Your Brain on Nature. John Wiley & Sons 2013.
62. S. Kaplan et al.: With People in Mind – Design and Management of Everyday Nature. Island Press 1998.
63. A. Faber et al.: Coping with ADD. The Surprising Connection to Green Play Setting. Environment and Behavior 33, S. 54–77 (2001).

64. R. Ulrich: View through an Window May Influence Recovery from Surgery. Science 224, S. 420–421 (1984).
65. Y. Ohtsuka: Effect of the Forest Environment on Blood Glucose. Forest Medicine, S. 111–116 (2013).
66. B. J. Park et al.: Effect of the Forest Environment on Physiological Relaxation Using Results of Field Test at 35 Sites throughout Japan. Forest Medicine, S. 57–67 (2013).
67. J. R. Ratey, E. Hagermann: Superfaktor Bewegung. Kirchzarten: VAK Verlag 2009.
68. D. O. Hebb: The Organization of Behavior: A Neuropsychological Theory. John Wiley & Sons 1949.
69. M. Taubert et al. Learning-related Gray and White Matter Changes in Humans: an Update. Neuroscientist 18, S. 320–325 (2012).
70. Q. X. Ng et al.: Managing Childhood and Adolescent Attention-Deficit/Hyperacitivity Disorder (ADHD) with Exercise: A Systematic Review. Complement Therapies in Medicine 34, S. 123–128 (2017).
71. J. A. Medina et al.: Exercise Impact on Sustained Sttention of ADHD Children, Methylphenidate effects. Atten Defic Hyperact Disord 2, S. 49–58 (2010).
72. F. Nottebohm: From Bird Song to Neurogenesis. Scientific American 260, S. 74–79 (1989).
73. K. I. Erickson et al.: Exercise Training Increases Size of Hippocampus and Improves Memory. Proc Natl Acad Sci U S A 108, S. 3017–3022 (2011).
74. J. Firth et al.: Effect of Aerobic Exercise on Hippocampal Volume in Humans: A Systematic Review and Meta-analysis. Neuroimage 166, S. 230–238 (2018).
75. L. Chaddock et al.: Do Athletes Excel at Everyday Tasks? MedSciSportsExerc 43, S. 1920–1926 (2011).

76. F. L. Neto et al.: Neurotrophins Role in Depression Neurobiology: A Review of Basic and Clinical Evidence. Curr Neuropharmacol 9, S. 530–552 (2011).
77. B. Connor et al.: Brain-derived Neurotrophic Factor is Reduced in Alzheimer'Disease. Mol Brain Res 49, S. 71–81 (1997).
78. C. Bouchard, T. Rankinen: Individual Differences in Response to Regular Physical Activity. MedSciSportsExerc 33, S. 446–451 (2001).
79. J. Dispenza: Werde übernatürlich. Koha Verlag 2017.
80. J. Dispenza: Du bist das Placebo. Koha Verlag 2014.
81. T. Y. N. Tong, P. N. Appleby, T. J. Key et al.: The Association of Major Foods and Fibre with Risks of Ischaemic and Haemorrhagic Stroke: A Prospective Study of 418 329 Participants in the EPIC Cohort Across Nine European Countries. Eur Heart J. 41, S. 2632–2640 (2020).
82. A. Moorjani: Finde deinen Himmel auf Erden. Arkana 2016.
83. W.-D. Rose: Krank durch Elektrosmog 2019.
84. M. Poser: Elektrosmog. Crotona 2017.

Register

Zum Autor

Dr. med. Ingo Rudolf

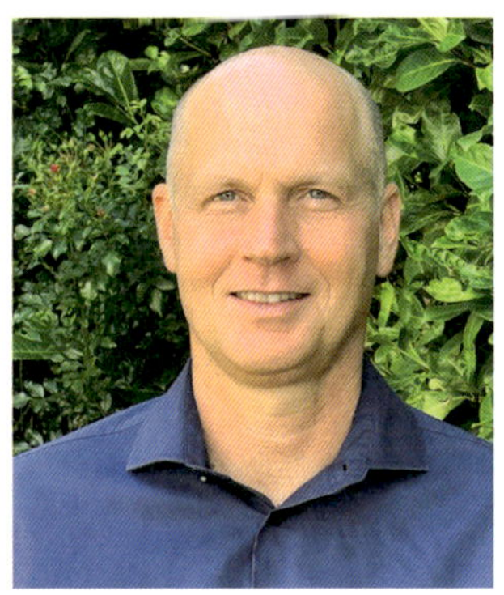

Ich absolvierte meine Ausbildung zum Neurologen im Evangelischen Krankenhaus in Bielefeld: im Bereich Neurologie und Psychiatrie. Dort behandelte ich schwerpunktmäßig MS- und Parkinson-Patienten. In Bochum und Detmold spezialisierte ich mich dann weiter als Homöopath und Kinesiologe. Heute arbeite ich mit einer außergewöhnlichen Kombination klassischer Schulmedizin und alternativer Heilverfahren in eigener Praxis in Bad Salzuflen.

Meine 16 000 Patienten behandle ich unter anderem klassisch schulmedizinisch, weiß aber auch – und möchte dieses Wissen weitergeben –, dass die eigentliche Heilung im Seelischen bzw. Spirituellen stattfindet. Im Lauf meiner langjährigen Erfahrungen entwickelte ich ein tiefgreifendes, erfolgreiches Therapiekonzept für jene Patienten, die selbstbestimmt den inneren seelischen Arzt wecken möchten. Dazu biete ich jedes Jahr Seminare an.

Ich bin Mitglied folgender Gesellschaften: Deutsche Gesellschaft für Neurologie, Deutsche Migräne- und Kopfschmerzgesellschaft sowie Deutsche Parkinson-Gesellschaft.

Danksagung

Ich danke meinen geliebten Eltern, die mir liebevoll geholfen haben, an diesen Punkt in meinem Leben zu kommen. Ich danke meiner wunderbaren Ehefrau Heidi für Ihre bedingungslose Liebe und das Verständnis, das sie mir entgegenbringt. Mein tiefster Dank geht an die Mitarbeiter des Nymphenburger Verlags, die dieses Projekt verwirklicht haben. An erster Stelle ist hier zu nennen Stefan Raps, der mich professionell und kooperativ begleitet hat. Danke Dir! Meiner lieben Freundin Stefanie Schwabe danke ich für die gelungenen und wunderschönen Illustrationen. Ich danke der Lektorin Frau Alessandra Kreibaum für die Überarbeitung des Manuskripts, die hilfreichen Korrekturvorschläge und für die gute Zusammenarbeit.

Weiterhin möchte ich Stefanie Schwabe, Christian Precht und dem Ehepaar Schmidt für ihre Unterstützung bei der Manuskriptarbeit danken. Besonders hervorheben möchte ich noch meinen guten Freund Christian Precht, der auf der inhaltlichen Ebene ein inspirierender Gesprächspartner war – und ist. Vielen Dank an alle Menschen, die mir ihre Erfahrungsberichte zur Verfügung gestellt haben. Für Euch ist dieses Buch. Abschließend danke ich der »großen Intelligenz« für ihre Führung.

Bildnachweis
Mit 20 Farbzeichnungen von Stefanie Schwabe.

Impressum
Umschlaggestaltung von Gramisci Editorial Design, München/ Claudia Geffert unter Verwendung von 2 Farbzeichnungen von Stefanie Schwabe.

Mit 20 Farbzeichnungen.

Haftungsausschluss
Alle Angaben in diesem Buch erfolgen nach bestem Wissen und Gewissen. Sorgfalt bei der Umsetzung ist indes dennoch geboten. Der Verlag und der Autor übernehmen keinerlei Haftung für Personen-, Sach- oder Vermögensschäden, die aus der Anwendung der vorgestellten Materialien, Methoden oder Informationen entstehen könnten.

Unser gesamtes Programm finden Sie unter
kosmos.de/nymphenburger

Gedruckt auf chlorfrei gebleichtem Papier

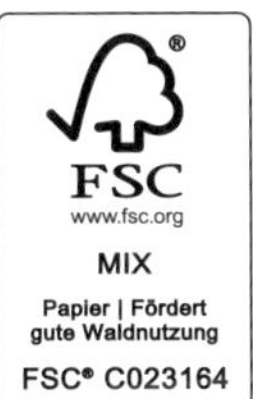

ISBN 978-3-96860-056-7
Projektleitung: Dr. Stefan Raps
Redaktion: Alessandra Kreibaum
Gestaltung und Satz: Grafikdesign Storch / Ulrike Vohla
Druck und Bindung: LONGO AG
Printed in Italy / Imprimé en Italie

4

WALDTHERAPIE UND BEWEGUNG SIND STARKE HEILER

→ Regelmäßige Waldspaziergänge unterstützen jede Behandlung.

→ Alleine der Blick auf einen Baum heilt.

→ Nimm Dir eine Auszeit in der Natur. Dadurch kann Dein Körper heilen.

→ Tägliche Bewegung hilft zur Vorbeugung und Behandlung vieler körperlicher Erkrankungen.

→ Ich empfehle eine Kombination aus aeroben Übungen, Krafteinheiten sowie Gleichgewichts- und Beweglichkeitsübungen.